Bachmann/Schleinkofer
Natürlich gesund
mit Kneipp

*Unser lieber Herrgott
hat uns mit dem Körper
auch die Pflicht auferlegt,
für diesen zu sorgen*

(Sebastian Kneipp)

Die Autoren:

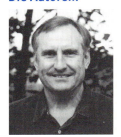

Dr. med. Robert M. Bachmann ist Facharzt für Allgemeinmedizin und Naturheilverfahren sowie Badearzt und ist Lehrbeauftragter für Naturheilverfahren an der Universität Mainz. Er leitet die Allgäu-Clinicen für Naturheilverfahren in Bad Wörishofen und in Hindelang. Seit vielen Jahren wendet er hier die Kneipp-Wasserkuren erfolgreich an.

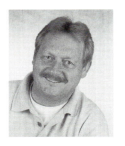

German M. Schleinkofer ist Masseur und medizinischer Bademeister. Seit 20 Jahren bildet er als leitende Lehrkraft an der Sebastian-Kneipp-Schule in Bad Wörishofen Kneipp- und Kurbademeister aus. Er hält Seminare und Workshops zur Hydrotherapie in Europa, den USA, Kanada und Südostasien.

Dr. med. Robert M. Bachmann
German M. Schleinkofer

Natürlich gesund mit Kneipp

- Wie Sie fit und schön bleiben:
  Über 50 einfache Wasser-Anwendungen
  für Ihr Wohlbefinden

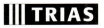

> **Leserservice:**

Wenn Sie Fragen oder Anregungen zu
diesem Buch haben, schreiben Sie uns an:
TRIAS Verlag
Postfach 30 11 07
D-70451 Stuttgart
oder schicken Sie eine E-Mail an
trias.lektorat@thieme.de

Umschlaggestaltung:
Cyclus · Visuelle Kommunikation, Stuttgart

Bildnachweis:
Coverfotos: Mauritius
Foto S. 110: Mauritius, S. 116 u. 158: WDV; alle
weiteren Fotos: Norbert Reißmann

Textzeichnungen:
Friedrich Hartmann, Nagold

> Die Deutsche Bibliothek –
> CIP-Einheitsaufnahme
> Ein Titeldatensatz für diese Publikation ist
> bei der Deutschen Bibliothek erhältlich.

Dieses Buch wurde in der neuen deutschen
Rechtschreibung verfasst.

Gedruckt auf chlorfrei gebleichtem Papier

© 1992, 2000 Georg Thieme Verlag
Rüdigerstraße 14, D-70469 Stuttgart
Printed in Germany
Satz: Fotosatz H. Buck, Kumhausen
Druck: Westermann-Druck, Zwickau

ISBN 3-89373-945-9   1 2 3 4 5 6

Geschützte Warennamen (Warenzeichen)
werden **nicht** besonders kenntlich gemacht.
Normalerweise handelt es sich um deutsche
Warenzeichen bzw. Warennamen, österreichische sind mit (Ö) gekennzeichnet. Aus dem
Fehlen eines solchen Hinweises kann also
nicht geschlossen werden, dass es sich um
einen freien Warennamen handelt.
Das Werk, einschließlich aller seiner Teile, ist
urheberrechtlich geschützt. Jede Verwertung
außerhalb der engen Grenzen des Urheberrechtsgesetzes ist ohne Zustimmung des Verlages unzulässig und strafbar. Das gilt insbesondere für Vervielfältigungen, Übersetzungen, Mikroverfilmungen und die Einspeicherung und Verarbeitung in elektronischen Systemen.

Inhalt

- **Zu diesem Buch** — 9
- **Die Kneipp-Therapie** — 13
  - Was kann die Kneipp-Therapie? — 14
  - Die fünf Säulen der Kneipp-Therapie — 17
    - Ordnungstherapie — 17
    - Ernährungstherapie — 19
    - Bewegungstherapie — 19
    - Hydrotherapie — 19
    - Phytotherapie — 20
- **Die Wasseranwendungen** — 23
  - Wasser ist Leben — 24
  - Die Bedeutung der Reize — 24
  - Kneippen in jedem Alter — 28
  - **Übersicht** Welche Anwendung zu welchem Zweck? — 29
- **Waschungen** — 37
  - Oberkörperwaschung — 40
  - Unterkörperwaschung — 42
  - Ganzwaschung — 44
  - Serienwaschung — 46
  - Leibwaschung — 47
- **Güsse** — 49
  - Armguss mit Brustguss kalt — 53
  - Knieguss kalt — 54
  - Wechselknieguss — 56

5

Schenkelguss kalt	58
Wechselschenkelguss	60
Lumbalguss temperaturansteigend	62
Nackenguss heiß	64
Armguss kalt	66
Wechselarmguss	68
Gesichtsguss kalt	69
Vollguss kalt	71
Blitzgüsse	73

● Wickel 77

Wadenwickel kalt	84
Lendenwickel kalt	86
Nasse Strümpfe	88
Brustwickel heiß	89
Brustwickel kalt	90
Halswickel kalt	92

● Packungen 95

Heublumensack allgemein	96
Heublumensack im Nacken	98
Heublumensack an der Lendenwirbelsäule	100
Dampfkompresse	102
Quarkauflage	104
Herzkompresse kalt	105
Leibauflage heiß	106
Leibauflage kalt	108
Heiße Rolle	109

● Dämpfe   111
Kopfdampf   114

● Bäder   117
Badezusätze   120
Armbad kalt   122
Armbad warm   124
Armbad temperaturansteigend   125
Wechselarmbad   126
Fußbad kalt   128
Fußbad warm   129
Fußbad temperaturansteigend   130
Wechselfußbad   132
Sitzbad warm   134
Sitzbad temperaturansteigend   136
Wechselsitzbad   137
Halbbad kalt   138
Dreiviertelbad warm   140
Vollbad warm   142
Abgießung nach warmen Anwendungen   144

● Übungen zur Krankheitsvorbeugung (Abhärtung)   147
Luftbad   149
Trockenbürsten der Haut   150
Lichtbad/Sonnenbad   152
Wasser treten   154
Tau laufen   156
Schnee gehen   157

● Wasseranwendungen aus der Zeit nach Kneipp — 159

Sauna — 160
Schwimmen als Therapie — 163
Richtiges Duschen/Wechselduschen — 164
Hot Whirlpool (Heißwasser-Sprudelbad, Jacuzzi) — 166

● Anhang — 167

Ihre Kneipp-Hausapotheke auf einen Blick — 167
Strickanleitung für Kneipp-Strümpfe — 168
Bezugsquellen — 169
Die Allgäu-Clinicen stellen sich vor — 170
Wie komme ich zu einer Kneipp-Kur? — 170
Machen Sie die Kneipp-Therapie zu Ihrem Beruf! — 175
Bücher, die weiterhelfen — 176

Zu diesem Buch

Gesundheit und Leistungsfähigkeit stehen bei fast allen Menschen in unserer leistungsorientierten Zeit ganz oben auf der Wunschliste. Ständig wächst auch die Zahl derjenigen, die erkannt haben, dass ein großer Teil der Verantwortung, etwas dafür zu tun, bei uns selbst liegt. Da Sie dieses Buch zur Hand genommen haben, gehören Sie offensichtlich zu denjenigen, die Initiative ergreifen und diese Verantwortung tatsächlich selbst übernehmen wollen.

Sind Sie gesund und möchten vorbeugend etwas dafür tun, dass Ihnen diese Gesundheit möglichst lange erhalten bleibt? Möchten Sie den kleinen, aber oft quälenden und leistungsmindernden Befindlichkeitsstörungen des Alltags mit natürlichen Mitteln wirksam begegnen? Oder wollen Sie Begleiterscheinungen bzw. Folgen ernster Krankheiten besser in den Griff bekommen? Dann ist die Kneipp-Therapie das Richtige für Sie!

Dieses Buch rückt einen der fünf Bereiche dieser Therapie in den Mittelpunkt: die Kneipp-Wassertherapie. Bei aller notwendiger Theorie liegt der Schwerpunkt aber ganz darauf, Ihnen die praktische Anwendung und Handhabung so klar und unmissverständlich wie möglich zu beschreiben. Dabei kommt Ihnen die große praktische Erfahrung der Autoren zugute, die sie in der langjährigen Behandlung von Patienten bzw. als Ausbilder im medizinischen Badewesen gewonnen haben. Viele der weit über hundert Kneipp-Anwendungen, die auch in den physikalischen Abteilungen der Krankenhäuser nutzbringend eingesetzt werden, können Sie mit einfachen Mitteln auch im Alltag zu Hause durchführen. Die notwendige Sachkenntnis vermittelt dieses Buch.

Die von Sebastian Kneipp empfohlenen Anwendungen zur Steigerung der Abwehrkräfte haben sich nicht nur durch jahrhundertelange Erfahrungen bestätigt, ihre Erfolge sind auch durch die moderne wissenschaft-

Zu diesem Buch

liche Forschung belegt. Für Menschen, deren Gesundheitszustand in der Grauzone zwischen »nicht mehr völlig gesund« und »noch nicht eindeutig krank« liegt, bietet die Kneipp-Wassertherapie eine breite Palette zur Selbsthilfe. Schlafstörungen und Infektanfälligkeit, um nur zwei Beispiele so genannter Befindlichkeitsstörungen zu nennen, lassen sich in vielen Fällen äußerst effektiv mit einfachen Kneipp-Anwendungen beeinflussen und können damit auch einem übermäßigen Medikamentenverbrauch entgegenwirken.

Wasser und Bewegung als natürliche Lebensreize sind bestens dazu geeignet, dem »verkopften« Menschen unserer Tage wieder zu mehr Körpergefühl zu verhelfen. Die durch ein warmes Teilbad oder einen erfrischenden Guss ausgelösten Reaktionen wie Anregung, Frische oder Entspannung und wohlige Wärme führen zu einer größeren Sensibilität für die Ausgleichs- und Regelvorgänge und wirken damit wie ein »Bio-Feedback«. Aus diesen sinnlich erlebten angenehmen Erfahrungen erwächst eine erhöhte Bereitschaft zu gesundheitsbewusstem Verhalten oder einer der Natur des Menschen gemäßen Therapieform.

Eines soll nicht verschwiegen werden: Zu manchen Kneipp-Anwendungen gehört eine Portion Selbstüberwindung. Dies trifft vor allem auf die Übungen zur Stärkung der körpereigenen Abwehrkräfte zu, aber auch hier muss nur die erste Schwelle überwunden werden. Während oder im Anschluss an die Anwendung stellt sich Wohlgefühl ein. Niemals geht es um falsches »Kaltwasser-Heldentum«. Das gute und runde Körpergefühl nach einer Kneipp-Anwendung ist das sicherste Zeichen dafür, dass sie in Art und Stärke richtig angewendet wurde.

Sie werden auch erfahren, dass die Kneipp-Wassertherapie gegenüber vielen anderen Methoden den Vorzug hat, dass sie ohne viel Aufwand und größere Kosten wirksam durchgeführt werden kann. Die meisten Anwendungen lassen sich mit ein wenig Überlegung auch zeitlich einfach in den Tagesablauf integrieren – das ist besonders für die konsequent anzuwendenden gesundheitsstabilisierenden Anwendungen wichtig. Suchen Sie sich das für Sie Zutreffende und Passende heraus oder fragen Sie Ihren Arzt, mit welchen Anwendungen Sie seine Therapie am wirkungsvollsten unterstützen können. Und dann sollte nichts mehr Sie daran hindern, neben der Küche fortan auch Ihr Badezimmer zum häuslichen Gesundheitszentrum zu machen. Gerade auch bei akuten Krankheiten bietet die Wassertherapie viele Möglichkeiten, den Heilungsverlauf und das Befinden zu beeinflussen.

Dr. med. Robert M. Bachmann
German M. Schleinkofer

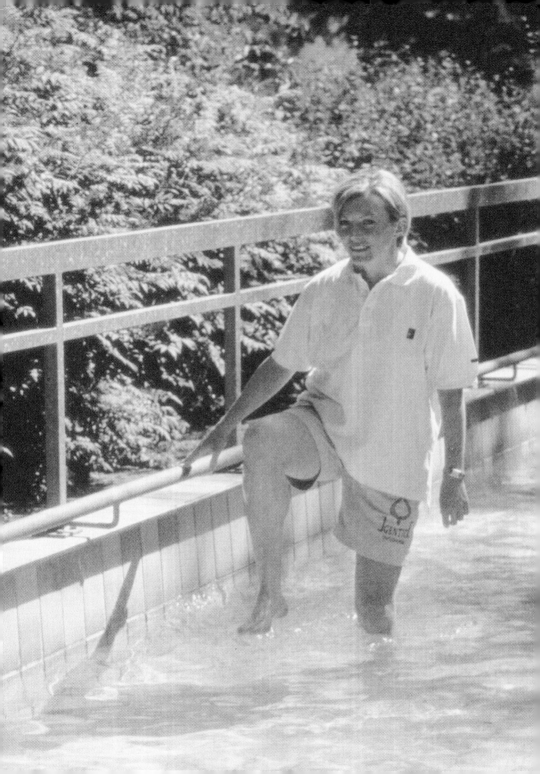

Die Kneipp-Therapie

Unter *Kneipp-Therapie* versteht man ein nach ihrem Urheber, dem Wörishofener Pfarrer Sebastian Kneipp (1821–1897), benanntes Therapie-Konzept, das nicht nur wissenschaftlich fundiert ist, sondern auf über 100 Jahre segensreiche Anwendung zurückblicken kann. Innerhalb der Medizin (Gesamtmedizin = Schulmedizin und Naturheilverfahren) hat es zwischenzeitlich einen festen und anerkannten Platz erreicht.

Was kann die Kneipp-Therapie?

Die ineinander greifenden Einzelkomponenten, die Säulen dieses ganzheitlichen Therapiekonzeptes für die Vorbeugung, die Behandlung und die Nachbehandlung vieler akuter und chronischer Krankheiten sind:

1. Ordnungstherapie
2. Ernährungstherapie
3. Bewegungstherapie
4. Hydrotherapie (Behandlung mit Wasser) bzw. Hydro-Thermo-Therapie (Behandlung mit Wasser und Temperaturreizen)
5. Phytotherapie (Behandlung mit Pflanzen)

Die Kneipp-Therapie ist am wirkungsvollsten bei **Zivilisationskrankheiten** und den so genannten **funktionellen Krankheitsbildern**, das sind solche Krankheiten, bei denen (noch) keine Organveränderungen eingetreten sind. Um solche organischen Störungen und Organveränderungen auszuschließen, muss jeder Kneipp-Behandlung eine gründliche Untersuchung und Diagnostik durch den Arzt vorausgehen!

Die Kneipp-Therapie empfiehlt sich

1. **zur Vorbeugung** von Krankheiten, z. B. Erkältungen, zur Leistungssteigerung, zur Minderung der Stressanfälligkeit
2. **zur Behandlung** von
   - Herz- und Kreislaufstörungen, hohem und niedrigem Blutdruck, Durchblutungsstörungen der Arterien (AVK) und Venenleiden (Krampfadern, Thrombose-Neigung)
   - nervösen Störungen (z. B. körperliche und geistig-seelische Erschöpfung bei Überlastung, Niedergeschlagenheit, depressive Verstimmung, psychosomatische Krankheiten, Schlafstörungen)
   - Stoffwechselstörungen und Störungen der Drüsenfunktionen (z. B. Alterszuckerkrankheit – Diabetes mellitus, »Wohlstandssyndrom« – metabolischem Syndrom)
   - Erkrankungen des Bewegungsapparates: Gelenkentzündung (Arthritis), Gelenkverschleiß (Arthrose), Knochenentkalkung (Osteoporose), Gicht und Weichteilrheumatismus

- Erkrankungen der Bauchorgane (z. B. Darmkrämpfe ohne Fieber)
- Nieren- und Blasenleiden, Beschwerden bei vergrößerter Prostata
- Frauenkrankheiten (z. B. Periodenstörungen, chronische Unterleibsentzündungen, Wechseljahresbeschwerden)
- Erkrankungen der Atemwege (chronische Entzündung der Luftwege – Bronchitis, Nebenhöhlenentzündung u. a.)

Als alleinige Behandlungsmethode verbieten sich Kneipp-Anwendungen (wie auch andere naturheilkundliche Behandlungsmethoden) bei schweren Infektionskrankheiten und operationsbedürftigen Krankheitsbildern. Sie können hier jedoch oftmals als begleitende Hilfsmethode sinnvoll sein (z. B. Wadenwickel und Serienwaschungen bei Fieber). Eine genaue Rücksprache mit dem behandelnden Arzt und die Abstimmung zu weiteren Maßnahmen ist unumgänglich. Die Kneipp-Wassertherapie kennt über 120 verschiedene Anwendungen. Die für Sie individuell richtige Auswahl sollte ein erfahrener Arzt (Badearzt, Arzt mit Zusatzbezeichnung Naturheilverfahren) treffen, und Sie profitieren am meisten, wenn Sie die praktische Behandlung zunächst einmal von fachkundigen Personen (Kneipp-Bademeistern) an sich durchführen lassen. Dies geschieht am besten im Rahmen einer **Kneipp-Kur**. Das vorliegende Buch will Ihnen mit konkreten praktischen Hinweisen behilflich sein, diese Anwendungen dann zu Hause im Bedarfsfall oder im Sinn eines **alltäglichen Gesundheitsprogrammes** selbst fortzuführen.

Einzigartig in der Kneipp-Therapie ist diese Möglichkeit der häuslichen Anwendung. Mit Geduld und Konsequenz über längere Zeit durchgeführt, bessert sie zahlreiche Beschwerden von der Wurzel her, steigert die alltägliche Leistungsfähigkeit und die Lebensfreude – kurzum die Lebensqualität! Sie werden in diesem Buch aber auch Anwendungen finden, mit denen Sie ohne weiteres sofort beginnen können und die Ihnen sehr schnell Wohlgefühl verschaffen, z. B. Wechselfußbäder bei kalten Füßen, Wechselarmbäder bei niedrigem Blutdruck, Nackengüsse bei Verspannungen im Bereich der Halswirbelsäule.

Während viele Methoden und Therapieformen der modernen Medizin gegen die Auswirkungen der Krankheiten, also ihre Symptome gerichtet sind, versucht die naturgemäße Kneipp-Lebensweise, Gesundheit wiederherzustellen oder dadurch zu erhalten, dass den Krankheiten der Boden entzogen wird, auf dem sie wachsen können. Wie durch die Erfahrung vieler hunderttausend Patienten belegt ist, lässt sich **Gesundheit als wesentlicher Teil der Lebensqualität** dadurch weitestgehend bewahren. Es ist nicht nur die Frage, wie alt wir werden, sondern *wie* wir alt werden!

Gesundheit ist nicht alles, aber ohne Gesundheit ist alles nichts.
(Schopenhauer)

Abnutzungs- und Verschleißerscheinungen (z. B. am Bewegungsapparat, Herz-Kreislauf-System) können kaum rückgängig gemacht werden. Die tägliche Praxis zeigt jedoch, dass man durchaus das Fortschreiten des Verschleißes verlangsamen, schmerzhafte Begleiterscheinungen (Entzündungen, Verspannung usw.) lindern und Restfunktionen erhalten und verbessern kann.

Ein sehr wichtiger Effekt Kneippscher Gesundheitspflege ist mit dem früher verwendeten Begriff der **Abhärtung** gekennzeichnet. Die moderne Medizin konnte nachweisen, dass durch alle Einzelkomponenten (= 5 Säulen der Kneipp-Therapie), besonders aber durch die Wasseranwendungen, die **Stresstoleranz** deutlich erhöht wird: Schädliche Stressreize werden vom körperlichen, geistigen und seelischen Gesamtsystem besser vertragen! Das Immunsystem wird kräftiger, die allgemeine Abwehrkraft sowohl gegen Umweltreize (z. B. Wetter) steigt ebenso wie die Kraft, sich mit Infektionsträgern (Bakterien, Viren) erfolgreich auseinander zu setzen. Ein gut trainiertes Abwehrsystem schützt auch in gewissem Maß vor Krebs. Jeder Mensch, ob gesund oder schwerkrank, kann **Abwehrfähigkeit und Lebensqualität** durch die Kneipp-Therapie verbessern. Das umso besser, je individueller er die Wasseranwendungen auswählt. Auch die für diese individuelle Auswahl notwendigen Kenntnisse erhalten Sie in den folgenden Kapiteln vermittelt.

Die fünf Säulen der Kneipp-Therapie

Ein ganzheitliches Gesunderhaltungs- oder Behandlungskonzept muss auf verschiedenen Säulen ruhen. Diese Erkenntnis ist im Westen (z. B. Gesundheitssystem der Griechen, Medizin des Hippokrates von Kos) ebenso alt wie im Osten (traditionelle chinesische Medizin, indische Ayurveda). Es war das Verdienst Kneipps, diese Kenntnis wieder in Erinnerung zu rufen, vor allem aber, sie mit ganz konkreten Anleitungen zu füllen.

Ordnungstherapie

Dauernde **Unterforderung** (Reizarmut) schwächt den Organismus, dauernde **Überforderung** führt zur Erschöpfung. Beide Situationen bilden einen idealen Nährboden für zahlreiche (Zivilisations-)Krankheiten. Der Wechsel zwischen Aktivität (Lebensreiz) und nachfolgender Ruhezeit (Reiz – Reizbeantwortung = Reaktion) ist eines der Kriterien für Leben, also ein wesentliches Lebensordnungsprinzip. Die auf den Körper oder die Psyche einwirkende **Reizstärke** ist wichtig und muss sich an der jeweiligen Belastbarkeit des Menschen orientieren. Sie soll nicht zu klein und darf nicht zu groß sein. Was »zu klein« und »zu groß« ist, wird von der Konstitution und dem Trainingszustand des Einzelnen bestimmt (siehe Seite 26).

Fast alle lebenswichtigen Funktionen des menschlichen Körpers laufen in **Rhythmen** ab, z. B. die Atmung (ca. 16mal/min), die Herztätigkeit (ca. 50–100mal/min), die Verdauung (Darmbewegungen = Peristaltik), Schlaf/Wachen, Leistung/Erholung. Man spricht von der Chronobiologie des Menschen. Diese Rhythmen sorgen, solange sie ausgeglichen sind, für gesundheitliche Stabilität. Werden sie jedoch durch andauernde schädliche äußere Einflüsse wie ungesunde Lebensweise und künstliche Taktgeber durcheinander gebracht, überwiegt z. B. die Phase der Leistung und ist die Zeit der Erholung zu kurz, so droht Krankheit.

Die Ordnungstherapie ist somit ein den anderen therapeutischen Prinzipien übergeordnetes, sie übergreifendes System, welches in enger Nachbarschaft zur Psychosomatik zu sehen ist. Beispiele einer zeitordnenden,

Die Kneipp-Therapie

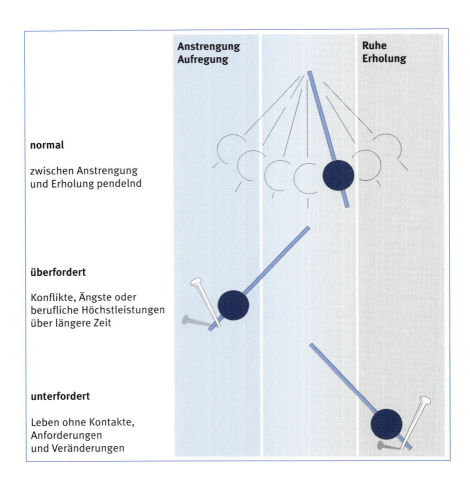

normal

zwischen Anstrengung und Erholung pendelnd

überfordert

Konflikte, Ängste oder berufliche Höchstleistungen über längere Zeit

unterfordert

Leben ohne Kontakte, Anforderungen und Veränderungen

zur Ruhelage und Beruhigung hinführenden Therapie sind Autogenes Training, Yoga, Atemtherapie sowie bestimmte Meditationsformen und z. B. auch Ausdauertraining. Diese Methoden können daher auch hervorragend in ein Kneipp-Gesamtkonzept eingebaut werden.

Ernährungstherapie

Wie die Ratten nur die gefülltesten Speicher heimsuchen, so die Krankheiten und Komplikationen die überfütterten Menschen.

(Diogenes, 412–323 v. Chr.)

Die Ernährungstherapie hat zum Ziel, unter Berücksichtigung auch anlagebedingter, v. a. aber ernährungsabhängiger Krankheiten (z. B. Gicht, Zuckerkrankheit, Übergewicht/»Wohlstandssyndrom«) den **Stoffwechsel zu entlasten** und in einer zeitgemäßen vollwertigen Kost den Körper mit allen notwendigen Nahrungsbestandteilen in der richtigen Zusammensetzung und schonend zubereitet zu versorgen. Dadurch ist das Angebot an Mineralien, Spurenelementen, wichtigen sekundären Pflanzenstoffen und Vitaminen abgedeckt. Genussgifte (Kaffee, andere coffeinhaltige Getränke, Nikotin, Alkohol) sollen weitgehend ausgeschaltet, auf jeden Fall nicht überdosiert werden (Anmerkung: Mit einer geeigneten Lebensordnung werden sie ohnehin entbehrlich). Vor oder nach einer Kneipp-Anwendung ist es notwendig, auf die genannten Genussgifte zu verzichten, da sich ansonsten die positiven Reaktionen nicht ausreichend oder gar nicht entfalten können. Zeitweilige Entlastung des Stoffwechsels durch Fasten, Obst-, Reistage oder auch nur fleischlose Tage verbessert die allgemeine Abwehr, beugt Verschlackungskrankheiten vor und stärkt die Psyche.

Bewegungstherapie

Sie soll aktiv dem krankmachenden **Bewegungsmangel** entgegenwirken (z. B. durch Ausdauersport wie Gymnastik, Wandern, Rad fahren, Schwimmen). Passiv können beispielsweise Massagen **Verspannungen** lösen oder gezielt bestimmte Organe in ihrer Leistungsfähigkeit verbessern (z. B. durch Reflexzonentherapie, Bindegewebsmassage).

Hydrotherapie

Wasser als Vermittler von Temperatur-, chemischen, mechanischen oder elektrischen Reizen soll den Organismus zu sinnvollen positiven, ordnenden und somit heilenden Reaktionen veranlassen. Ziel der Behandlung ist es, das körperliche und geistig-seelische Gleichgewicht zu festigen, um damit die gesamte Regulationsfähigkeit, die Selbstheilungs- und die Abwehrkräfte zu stärken.

> **Wegweiser durch dieses Buch**
>
> Auf der Hydrotherapie liegt der Schwerpunkt dieses Buches. Sie erfahren in den folgenden Kapiteln zunächst, was Sie über die Anwendungsformen, deren Reizstärke und Wirkungsweise wissen sollten. Daran schließt sich eine Übersicht an, welche Anwendung Sie wozu einsetzen. In diesem alphabetisch geordneten Symptom-Verzeichnis suchen Sie den Anwendungszweck oder das Symptom, das Sie behandeln wollen, und finden dort verschiedene besonders geeignete Anwendungsbeispiele.
>
> Bevor Sie zum ersten Mal beispielsweise einen Wadenwickel machen, lesen Sie am besten die allgemeine Einführung über das »wie« und »wozu« der Anwendung. Unter dem Stichwort »Wadenwickel« finden Sie dann ganz exakt das schrittweise Vorgehen beschrieben, sodass Sie nichts falsch machen können. Achten Sie hierbei auch auf die Hinweise, wann Sie die Anwendung nicht machen oder damit vorsichtig sein sollten. Am besten ist es, Sie fragen Ihren Arzt um Rat, sofern Sie einen der Kneipp-Therapie gegenüber aufgeschlossenen Doktor haben. Seien Sie aber auch Ihr eigener Arzt und beobachten Sie genau, was Ihnen gut tut – nicht jeder reagiert gleich auf die Anwendungen!

Phytotherapie

Die heutige Pflanzenheilkunde ist weder identisch mit Homöopathie noch verherrlicht sie unkritisch Großmutters Kräutergarten. Bei zahlreichen Befindlichkeitsstörungen reicht die Wirkung der meist eher mild eingreifenden pflanzlichen Medikamente aus, sodass nebenwirkungsreichere konventionelle Medikamente entbehrlich sind oder eingespart werden können (z. B. bei Psychopharmaka, Schmerz- und Schlafmitteln). Verantwortungsvoller Einsatz pflanzlicher Medikamente schließt die Einnahme konventioneller Präparate nicht aus, wenn diese dringend erforderlich sind; die Pflanzenheilkunde bietet dann hier also keine Alternative, sondern eine Ergänzung. Außerdem steigert sie in Form von **Bade- und Inhalationszusätzen** oder **Dämpfen**, die über Haut, Schleimhaut (z. B. Bronchien) oder zentral über das Riechhirn wirken, den Effekt der Wasseranwendungen.

Wenn Sie nach diesem kurzen Überblick über die fünf Säulen der Kneipp-Therapie mehr dazu wissen möchten, finden Sie im Anhang weiterführende Literatur. Dieses Buch beschreibt im Folgenden die Wassertherapie und bietet Ihnen eine Auswahl von Anwendungen an, die fast alle einfach und mit wenig Aufwand auszuführen sind. Sie haben damit ein hervorragendes Mittel in der Hand, sich bei den alltäglichen Befindlichkeitsstörungen schnell und wirksam selbst zu helfen.

Wenn Sie gesund sind und sich entschlossen haben, die Anwendungen zur Vorbeugung bzw. Gesunderhaltung durchzuführen, ist eine vorherige ärztliche Untersuchung nicht unbedingt notwendig. Wenn Sie jedoch bereits eingetretene Erkrankungen mit Kneipp-Anwendungen behandeln wollen, sollten Sie unbedingt Ihren Arzt zu Rate ziehen. In diesem Fall ist es evtl. auch sinnvoll, wenn Sie zunächst eine Kneippkur unter der Leitung eines erfahrenen Kneippkurarztes in einem Kneippheilbad durchführen und das dort Erlernte dann zu Hause fortführen. Auch hierfür gibt das vorliegende Buch wertvolle Hinweise.

Wenn Ihr Arzt Ihnen »Kneippen« empfohlen hat, ohne sich näher zu äußern, gehen Sie mit diesem Buch zu ihm und fragen ihn, welche Anwendungen für Ihren Zustand am besten geeignet sind.

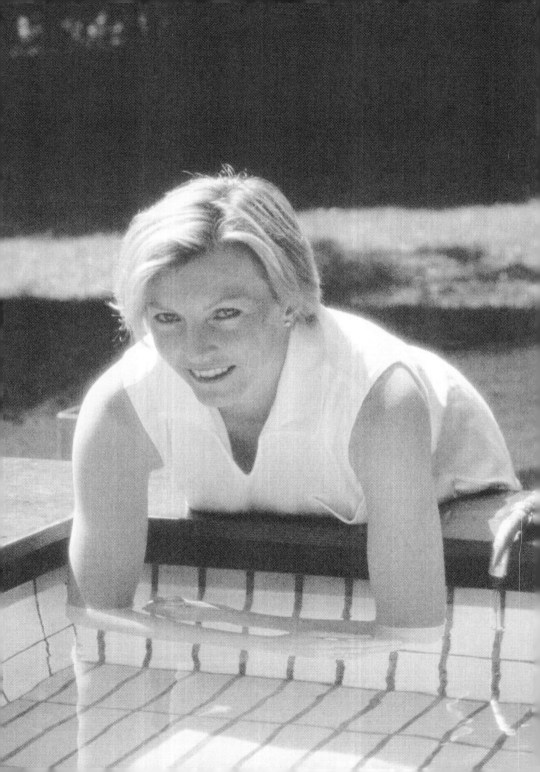

Die Wasseranwendungen

Wasser leitet Wärme um ein Vielfaches besser als Luft. Deshalb ist das nasse Element so gut geeignet, Wärme oder Kälte an den Körper zu vermitteln. Wie das klappt, lesen Sie hier.

■ **Die Wasseranwendungen**

Wasser ist Leben

Die hydrotherapeutischen Anwendungen (= Wassertherapie) verstärken die Stabilität und die Regulationsfähigkeit von Kreislauf und Nervensystem. Sie verbessern somit die meisten so genannten »funktionellen« Krankheitsbilder (Krankheit noch ohne organisch fixierte Veränderung) und eine psychovegetative Erschöpfung, revitalisieren und vermögen Organstörungen zur Abheilung zu bringen oder zu verhindern.

Die Wasserreize werden meist nach einem bestimmten Schema und genau dosiert verabreicht, wobei selbst beim kalten Wasser nie die bloße Kälteentwicklung das Ziel der Bemühungen ist, sondern immer das Erreichen körpereigener Wärme bzw. eine Regulation im Wärmehaushalt. Besonders wichtig ist das beispielsweise bei rheumatischen Erkrankungen, niedrigem Blutdruck und Infektanfälligkeit.

Die Bedeutung der Reize

Für die **Reizstärke** gilt:

- kleine Reize entfachen die Lebensfunktionen
- gut dosierte, mittlere Reize kräftigen/fördern
- übergroße Reize schaden

Warmes Wasser, z.B. im warmen Wannenbad oder als Heusack, hat in erster Linie einen beruhigenden und entspannenden Effekt. Bei Übertreibung (zu hohe Temperatur oder zu lange Badedauer) kann sie jedoch auch gegenteilig wirken und zu Aufgeregtheit, Nervosität, Schlaflosigkeit führen. Befindet sich der Körper in einem wenig belastbaren oder unterkühlten Zustand, werden meist Wechselanwendungen gewählt, um zunächst Wärme zuzuführen, die der Körper nicht selbst bildet.

Die Grundregeln der hydrotherapeutischen Anwendungen und die Voraussetzung für eine positive Reaktion bzw. Regulation lauten:

Die Bedeutung der Reize

Temperatur	Bezeichnung	Reizstärke
42 – 45 °C	sehr heiß	sehr starker Reiz
39 – 41 °C	heiß	starker Reiz
36 – 38 °C	warm	schwächerer Reiz
32 – 35 °C	indifferent	Bereich der äußeren Körpertemperatur am Rumpf kein Reiz
28 – 31 °C	lauwarm	zu geringer Reiz, therapeutisch nicht verwertbar
23 – 27 °C	kühl	mäßiger Reiz
19 – 22 °C	temperiert	starker Reiz
16 – 18 °C	kalt	stärkerer Reiz
10 – 15 °C	sehr kalt	sehr starker Reiz

1. Akute entzündliche Krankheitsprozesse fordern eher Kaltreize, chronische sind besser durch Warmreize zu behandeln.
2. Wohlbefinden nach der Anwendung ist in jedem Fall das Ziel. Es tritt immer ein, wenn die Wasseranwendung im Hinblick auf Temperatur und Dauer richtig dosiert wurde. Beispiele einer Fehlreaktion/falsch dosierten Anwendung: Herzklopfen nach einem Vollbad und bei niedrigem Blutdruck, anhaltendes Kältegefühl nach einer kalten Anwendung auf kalte Haut.
3. Jeglicher Kaltreiz darf nur am warmen Körper und auf warmer Haut verabreicht werden. Bei kalter Haut immer Vorerwärmung, aktiv durch Bewegung oder passiv durch warmes Wasser. Keine Anwendung in kalten Räumen, die Raumtemperatur muss über 21 °C liegen.
4. Nach jeder Anwendung ist die Wiedererwärmung wichtig und Teil der Behandlung. Sie wird aktiv durch Bewegung bzw. passiv durch Bettwärme erreicht.

5. Keine Anwendung unmittelbar vor oder nach den Mahlzeiten (Abstand mindestens 30 Minuten!) – ausgenommen verdauungsfördernde Maßnahmen.
6. Vor und nach Anwendungen nicht rauchen.
7. Sprechen Sie mit Ihrem Arzt, wenn Sie bei bereits eingetretenen Erkrankungen mit der Hydrotherapie beginnen wollen.

● **Die Tageszeit für die jeweiligen Anwendungen**

bevorzugte Zeit	Anwendung
morgens/früh im Bett	z.B. Ganzwaschung, Wickel, Heusack
Vormittag/später Vormittag	Güsse/Bäder
früher Nachmittag	Teilbäder (z. B. an Arm, Fuß)
Spätnachmittag	ggf. Schwimmen

Je weiter von der Körpertemperatur (ca. 37 °C) nach oben oder unten entfernt, je größer die behandelte Körperfläche und je länger die Dauer der Anwendung, desto stärker ist der zu verarbeitende Reiz für den Organismus. Auch die gewählte Tageszeit spielt wegen der wechselnden Körpertemperatur eine Rolle. Genauere Einzelheiten finden Sie bei der Darstellung der einzelnen Anwendungen – im übrigen wie jede Anwendung nach ärztlicher Verordnung!

Die **körperliche Verfassung** (Konstitution) ist bei der Stärke der Anwendungen zu berücksichtigen.

- Schlanke, schmalwüchsige Menschen (Astheniker) sind meist stärker wärmebedürftig. Bei ihnen sind vor allem Teilbäder und kürzere, kleinere, temperierte Anwendungen sinnvoll.
- Körperlich starke Menschen (sog. Athletiker) sind häufig kälte- und wärmesensibler als erwartet. Sie vertragen meist temperierte Anwendungen ohne extreme Warm- oder Kaltreize gut.
- Vollblütige, eher untersetzte Menschen (Pykniker, Plethoriker) vertragen meist kräftige, größere Kaltanwendungen. Häufig verlangen sie intuitiv danach.

Die Bedeutung der Reize

● **Übersicht der Reizstärken von Wasseranwendungen**

Reizstärken	Anwendungen	
Reizstärke I (schwache Reize)	Teilwaschungen Teilbäder Wechselteilbäder kleine Güsse	💧
Reizstärke II (mittlere Reizstärke)	Ganzwaschung Trockenbürsten Wasser treten Halbbad kalt Halbbad mit kalter Abgießung temperaturansteigende Teilbäder (33–39 °C in 10–15 min) Teilwickel	💧💧
Reizstärke III (reizstark)	kalte Güsse Lumbalguss heiß heiße Blitzgüsse Dreiviertel-, Vollbäder, mit kalter Abgießung temperaturansteigende Teilbäder (33–42 °C in 10–15 min) Wechselsitzbad große Wickel (Ganzwickel) Heusack Leibauflagen	💧💧💧

Die Reizstärken werden im Folgenden mit Wassertropfen symbolisiert

▪ Die Wasseranwendungen

Kneippen in jedem Alter

Kneipp-Therapie spricht die körpereigenen Regulationskreise an und erzwingt nichts. Deshalb ist sie auch für Kinder und für Ältere sehr gut geeignet, wenn Sie einige wenige Punkte beachten.

Bei Kindern sind die Selbstheilungskräfte oft noch »unverdorben«, weshalb bei ihnen natürliche Regulationsverfahren besonders gut wirken, weshalb sie aber auch meist weniger intensiver Reize bedürfen. Kinder haben im Vergleich zur Körpergröße eine viel ausgedehntere Körperoberfläche als Erwachsene, sodass sie schneller auskühlen, aber auch schneller Wärme aufnehmen. Sie müssen deshalb sowohl vor zuviel Wärme als auch vor zu großer Kälte geschützt werden. Das gilt umso strenger, je kleiner sie noch sind. Beim Baby sollte sogar die Nahrung Körpertemperatur haben, der Krabbler verträgt schon größere Temperaturunterschiede. Generell reichen bei Kindern bis zum Schulalter Reize der Stärke 1, allenfalls 2 aus – Anwendungen der Reizstärke 2 sollten Sie am besten mit dem Kinderarzt besprechen.

Am häufigsten werden bei Kindern Wickel, Bäder und Auflagen eingesetzt. Sie bringen dem Kind nicht nur den therapeutischen Temperaturreiz, sondern auch Zuwendung – ein wichtiger Heilfaktor! Nehmen Sie sich für die Anwendung Zeit und bleiben Sie bei Ihrem Kind. Abhärtende Maßnahmen sind ab dem Schulalter (nach Rücksprache mit dem Arzt auch vorher) gut geeignet. Hier ist es besonders wichtig, dass Sie es spielerisch angehen, um das Kind dafür zu gewinnen, denn Konsequenz ist hier besonders wichtig.

Auch im Alter ist die Kneipp-Therapie ideal geeignet. Ältere Menschen bekommen häufig etliche Medikamente gleichzeitig verordnet. Einige werden entbehrlich, wenn sie durch Wasseranwendungen ersetzt werden. Statt eines Schlafmittels eine kühle Unterkörperwaschung, bei Gelenkschmerzen heiße Güsse, Trockenbürsten, um den Kreislauf oder einen Leibwickel, um die Verdauung anzuregen – es gibt viele Möglichkeiten. Sie selbst anzuwenden und sie nicht einer Pflegeperson zu überlassen, hält zudem fit im Alltag. Experimentieren ist erlaubt!

Und nun viel Spaß und viel Erfolg beim »Kneippen«!

> **Übersicht**

Welche Anwendung zu welchem Zweck?

Anwendungsempfehlungen – nur nach Rücksprache mit dem Arzt!

Beschwerde, Symptom, Anwendungsziel	Anwendung	Reiz-stärke	Bemerkungen
»Abhärtung«	Lichtbad	+	erst die regelmäßige Anwendung führt zum Erfolg! Steigern Sie die Reizstärke allmählich
	Luftbad	+	
	Trockenbürsten	++	
	Wasser treten	++	
	Tau treten	++	
	Schnee gehen	++	
	Oberkörperwaschung	+	
	Unterkörperwaschung	+	
	Ganzwaschung	++	
	Güsse	+/++/+++	
	Armbad kalt	+	
	Sauna	++/+++	
Arthrose (z.B. in Knie-, Schulter-, Armgelenk)	Heusack	+++	heiße Anwendungen sind wohltuend. Aber niemals bei akuter Entzündung anwenden!
Asthma bronchiale	Brustwickel	++	Zusatz: Thymian, Fichtennadel Wickel nicht zu eng anlegen (subjektive Luftnot!)
	warm/heiß ansteigendes Armbad	+++	
	Sauna	++	
	Heusack Brust	+++	
Blähungen	Lendenwickel warm	++	zusätzlich evtl. Einreibung mit Kümmelöl
	Leibauflage warm	+++	
Blasenentzündung	Heusack	+++	bei häufiger Blasenentzündung auch auf die Hygiene achten
	Sitzbad warm	+	
	ansteigendes Fußbad	+++	
Blutdruck, hoher	Dreiviertelbad	+++	Zusatz: Melisse, Baldrian. Vorsicht: Zu lan-
	Trockenbürsten	++	

Übersicht

Beschwerde, Symptom, Anwendungsziel	Anwendung	Reizstärke	Bemerkungen
	Wechselknileguss	++	ges/zu heißes Bad belastet das Herz
	Wadenwickel	++	
	Sauna ohne Tauchbad	++	
Blutdruck, niedriger	Trockenbürsten	++	Zusatz (morgens): Rosmarin regelmäßige Mahlzeiten und regelmäßige Bewegung sind ebenso wichtig
	Wechselarmbad	+	
	Wechselfußbad	+	
	Wechselarmguss	++	
	Wechselknieguss (abends)	++	
	Sauna	++	
Bronchitis	Brustwickel heiß	++	bei chronischer Bronchitis auch abhärtende Kneipp-Anwendungen
	Heusack Brust	+++	
	ansteigendes Fußbad	++	
	Kopfdampfbad mit Kamille oder Thymian	+	
Ekzem (Neurodermitis, chronische Ekzeme bei Kontaktallergie, strapazierter Haut)	Teilbad des betroffenen Gebietes	+	Zusatz: Molke, Haferstroh, bei nässendem Ekzem Eichenrinde, Kamillenblüten juckreizstillend: Weizenkleie, Molke
	Auflagen	+	
Entzündungen (Haut, Gelenke, Venen)	Quarkauflage kalt	+	akute Entzündungen kalt behandeln
	Teilbad oder Auflage mit Molke	+	
Erkältungskrankheiten	ansteigendes Fußbad	+++	im Anfangsstadium bei Kältegefühl, Niesen, Halskitzeln, Unwohlsein
	Halbbad warm Zusatz: Thymian	++	
	Kopfdampf mit Kamille	+	
Erschöpfung, nervöse Fehlregulation (vegetative Dystonie)	Waschungen	+	Zusätze: Melisse, Baldrian, Fichtennadel
	Trockenbürsten	++	
	Wasser treten	++	
	Tau laufen	++	
	Bäder	+	

Übersicht

Beschwerde, Symptom, Anwendungsziel	Anwendung	Reizstärke	Bemerkungen
	Luftbad	+	
	Sauna	++/+++	
Fieber	Wadenwickel	++	im Fieberanstieg Bedürfnis nach Wärme – hier noch keine kühlenden Maßnahmen!
	Serienwaschung	+	
Fitness	Lichtbad	+	regelmäßige Kneipp-Anwendungen trainieren alle Regulationskreise im Körper
	Luftbad	+	
	Trockenbürsten	++	
	Wasser treten	++	
	Tau treten	++	
	Schnee gehen	++	
	Oberkörperwaschung	+	
	Unterkörperwaschung	+	
	Ganzwaschung	++	
	Güsse	+/++/+++	
	Armbad kalt	+	
	Wechselduschen	++	
Grippaler Infekt	ansteigendes Fußbad	++	Zusatz: jeweils Thymian, Eukalyptus Vorsicht mit dem Vollbad bei labilem Kreislauf!
	Halbbad	++	
	Dreiviertelbad	+++	
	Vollbad	+++	
Halsschmerzen	Halswickel	++	Zusatz: Quark in der Regel kalter Wickel, bei besserer Verträglichkeit auch warm
Hämorrhoiden	Sitzbad kühl bis warm	+	Zusätze: Kamille, Eichenrinde, Zinnkraut Molke
	Wechselsitzbad	+++	

Übersicht

Beschwerde, Symptom, Anwendungsziel	Anwendung	Reizstärke	Bemerkungen
Herzbeschwerden (nervöse) Herzjagen	Herzkompresse kalt Armguss oder Gesichtsguss kalt Fußbad kalt Wasser treten	+ + ++ ++	ggf. mehrmals nacheinander anwenden
Husten (bei Infekt, Reizhusten, Raucherhusten, s. a. chronische Bronchitis)	Kopfdampf mit Kamille oder Thymian Brustwickel	+ ++	warmer Brustwickel zur Entspannung bei trockenem, festsitzendem Husten, kalter Wickel zur Reaktionssteigerung bei chronischer Bronchitis
Infektneigung	Licht-, Luftbad Trockenbürsten Wasser treten Wechselgüsse Armbad kalt Sauna	+ ++ ++ ++ + ++	erst die regelmäßige Anwendung führt zum Erfolg! Steigern Sie die Reizstärke allmählich
Koliken (Nabelkolik, vegetative Fehlregulation)	Leibauflage heiß Leibwickel Lendenwickel Dampfkompresse	++ + ++ +	Zusatz: Kümmelöl, evtl. sanft einmassieren
Kopfschmerzen, Migräne	ansteigendes Fußbad Kniguss Wechselarmguss Wechselarmbad Nackenguss Dreiviertelbad Trockenbürsten	+++ ++ + + + +++ ++	Ziel der Kneipp-Anwendungen ist Gefäßtraining und Muskelentspannung, damit bessere Durchblutung
Krampfadern	kalter Schenkelguss kalter Wickel mit kurzer Liegedauer kühle Kneipp-Strümpfe	+ + +	Wickelzusatz: Lehm, Quark

Übersicht

Beschwerde, Symptom, Anwendungsziel	Anwendung	Reizstärke	Bemerkungen
Kreislaufstörungen, labiler Kreislauf	Wechselarmbad Wechselfußbad Wechselkniehguss Wechselarmguss	+ + ++ ++	Ursachen klären lassen! Zusätzlich Gefäßtraining durch Kneipp-Anwendungen, Zusatz Rosmarin
Mandelentzündung (Angina tonsillaris)	Halswickel	++	Zusatz: Quark in der Regel kalter Wickel, bei besserer Verträglichkeit auch warm
Menstruationsbeschwerden	Sitzbad temperaturansteigend Leibkompresse warm Blitzgüsse	+++ + ++ – +++	nicht bei starker Blutung Zusatz: Schafgarbe
Müdigkeit	Armbad kalt Armguss kalt Trockenbürsten	+ + ++	
Ohrensausen (Tinnitus)	ansteigendes Fußbad Dreiviertelbad Trockenbürsten Wechselanwendungen	+++ +++ ++ ++	Zusätze: Hopfen, Melisse, Baldrian wichtigster Rat: sich vom Geräusch ablenken, »weghören«, nie die Stille suchen
Rheuma, entzündliches Stadium (Gelenk gerötet, überwärmt, schmerzhaft)	kalte Waschungen kalte Wickel kalte Güsse kalte Auflagen	++ ++ +++ +	Zusatz: Quark je entzündlicher, desto kältere Anwendungen
Rheuma, nicht akut entzündliches Stadium,	Heusack warme Bäder und Teilbäder	+++ ++/+++	eher Wärmezufuhr Gelenk im warmen Bad möglichst bewegen

Übersicht

Beschwerde, Symptom, Anwendungsziel	Anwendung	Reizstärke	Bemerkungen
Weichteilrheuma			Zusatz: Fichtennadel, Wacholder
Rückenschmerzen (Ischialgie, Lumbalgie, Bandscheibenleiden)	Heusack	+++	Zusatz: jeweils Heublume nach warmer Anwendung unbedingt vor Zugluft schützen!
	Dampfkompresse	+	
	Lumbalguss	+++	
	Sitzbad warm	+	
	Dreiviertelbad	+++	
Schlafstörungen Einschlafstörungen	Halbbad	++	Vorsicht: zu lange Badedauer (über 10 Minuten) und zu hohe Temperatur (über 38 °C) stören das Einschlafen. Zusatz: Melisse
	Lendenwickel	++	
	Wasser treten	++	
	Unterkörperwaschung kalt	+	
	nasse Strümpfe	+	
Durchschlafstörungen	Unterkörperwaschung	+	auch wiederholt nachts ausführen das Schlafzimmer darf nicht zu kalt und nicht zu warm sein
	Wechselknieguss	++	
	Wechselschenkelguss	++	
	Vollbad	+++	
Schwindel (Blutdruck-Fehlregulation, Durchblutungsstörungen)	Wechselarmbad	+	Ursachen klären lassen! Zusätzlich Gefäßtraining durch Kneipp-Anwendungen, bei niedrigem Blutdruck Zusatz Rosmarin
	Wechselfußbad	+	
	Wechselknieguss	++	
	Wechselarmguss	++	
Sexuelle Fehl-/ Unterfunktion	Wechselsitzbad	+++	Zusätze: Melisse, Baldrian
	Halbbad kalt	++	
	Dreiviertelbad	+++	
Stress, nervöse Anspannung	Dreiviertelbad	+++	Zusatz: Baldrian, Melisse, Hopfen; Badedauer bis 10 Minuten, Temperatur bis 38 °C
	Vollbad	+++	
	Sauna	++/+++	
	Halbbad kalt	++	
	Wechselschenkelguss	++	

Übersicht

Beschwerde, Symptom, Anwendungsziel	Anwendung	Reizstärke	Bemerkungen
Übergewicht (Adipositas)	Lendenwickel Kurzwickel	+++ ++	machen Sie den Wickel zur Entspannung und um sich vom Wunsch zu essen abzulenken!
Venenleiden (schwere, müde Beine, nach Thrombosen, Krampfadern)	kalter Schenkelguss kalter Wickel mit kurzer Liegedauer kühle Kneipp-Strümpfe ohne Wiedererwärmung Wasser treten	+++ + + ++	reichliche Bewegung ist wichtig; Merksatz SSS, LLL (Sitzen, Stehen = schlecht, Laufen, Liegen = lobenswert) bei Venenentzündung kalter Wickel mit Lehmwasser
Verstopfung (Obstipation)	Unterkörperwaschung kalt Leibwaschung kalt Lendenwickel kalt Leibauflage kalt	+ + +++ ++	die Anwendungen fördern auch die Verdauung
Wechseljahresbeschwerden	Sauna Wechselsitzbad	++ +++	
Wetterfühligkeit	Waschungen Trockenbürsten Wasser treten Tau laufen Bäder	+ ++ ++ ++ ++	Zusätze: Fichtennadeln, Rosmarin, Melisse, Baldrian
Wundheilung	Luftbad (maßvolle Sonnenbestrahlung!) Teilbad des betroffenen Gebietes	+ +	entzündungshemmend: Kamille adstringierend: Eichenrinde beruhigend: Haferstroh den Hautschutz verstärkend: Molke

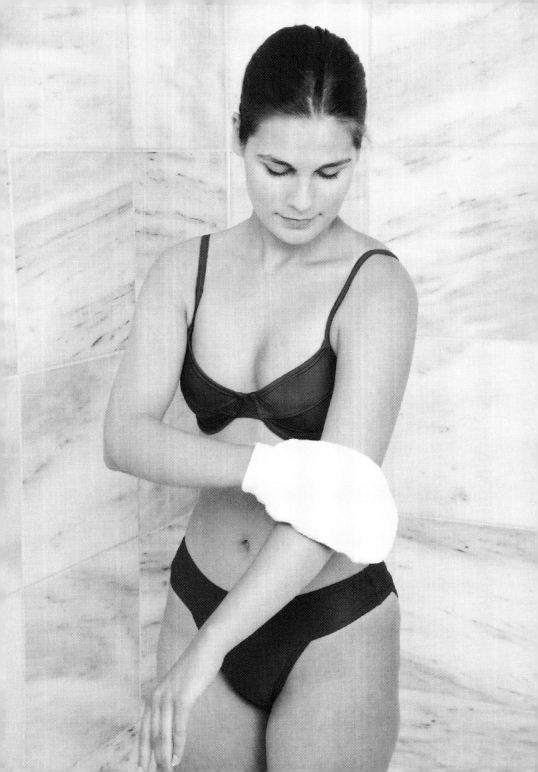

Waschungen

So sanft Waschungen wirken, so effektiv sind sie auch. Gerade Einsteiger lassen sich durch diese unkomplizierte Anwendungsart oft rasch von der erstaunlichen Wirkung der Kneipp-Anwendungen überzeugen.

Waschungen

»Wessen Körper kalt ist, wen fröstelt oder friert, der nehme nie eine Waschung, vor allem nie eine Ganzwaschung vor.«

Sebastian Kneipp, Meine Wasserkur, 1888

Die Kneipp-Waschungen zählen zu den mildesten Anwendungen der Hydrotherapie. Mit einem Waschungstuch wird ein dünner Wasserfilm auf den ganzen Körper (Ganzwaschung) oder bestimmte Körperabschnitte (Unterkörperwaschung, Oberkörperwaschung, Serienwaschung) aufgetragen. Dafür wird zumeist kaltes oder temperiertes (zimmerwarmes) Wasser verwendet. Dieser Reiz bewirkt zunächst eine Gefäßverengung, reaktiv dann eine Gefäßerweiterung mit angenehmem Wärmegefühl. Regelmäßig durchgeführt bewirken Waschungen eine Harmonisierung im vegetativen (vom Willen unabhängigen) Nervensystem, stabilisieren den

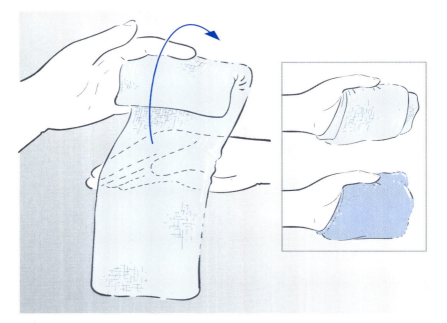

Das Waschungstuch – wie hier gezeigt – um die Hand wickeln, oder einen Waschungshandschuh verwenden.

Wärmehaushalt (wichtig z. B. bei rheumatischen Erkrankungen), verbessern die allgemeine Immunitätslage gegenüber Infektionskrankheiten (Abhärtung) und können als gezielte örtliche Maßnahme verdauungsfördernd, schlaffördernd oder auch fiebersenkend angewendet werden.

Zusätze. Waschungen werden meist mit klarem Wasser durchgeführt.

- Zum Schutz des Säuremantels der Haut kann Essig (Obstessig) beigegeben werden.
- Gezielte Wirkungsverstärkung ist auch durch Zusätze von Salz oder Kräuterabkochungen möglich.

Die günstigsten Tageszeiten für Waschungen sind frühmorgens (5–7 Uhr) als Teil- oder Ganzwaschung bzw. abends als Einschlafhilfe (Unterkörperwaschung, Leibwaschung). Die Wirkung der Waschung lässt sich steigern, indem das Wasser nach der Anwendung nicht abgetrocknet wird. Die eintretende Verdunstungskälte vergrößert die Reizstärke. Immer jedoch auf Wiedererwärmung achten!

Nie eine kalte Waschung auf eine kalte Haut!

Das Ziel der Waschung liegt in der Wiedererwärmung (im Bett oder aktiv durch Bewegung) und der damit einhergehenden Umstimmung des vegetativen Nervensystems hin zur Erholung, Regeneration und zum Aufbau von Leistungsreserven.

Oberkörperwaschung

▶ **Besonders geeignet bei:**

Erschöpfung, funktionellen Organstörungen (vegetative Dystonie)
Fehlsteuerung der Wärmeregulation (besonders bei rheumatischen Erkrankungen, Erkältungsanfälligkeit)
Kreislaufstörungen
rheumatoider Arthritis

▶ **Vorsicht bei/nicht geeignet bei:**

ausgekühltem Körper, Frösteln
Einschlafstörungen am Abend
(wegen Kreislaufanregung)

▶ **So wirkt die Anwendung:**

in der Haut stoffwechselanregend, durchblutungsfördernd
kreislaufanregend
abhärtend, die allgemeine Abwehrlage verbessernd (immunitätssteigernd)
herzentlastend
wärmeregulierend

▶ **Was Sie brauchen:**

Leinenwaschtuch (ca. 30×60 cm)
Gefäß mit kaltem Wasser (Eimer, Schüssel, Waschbecken)

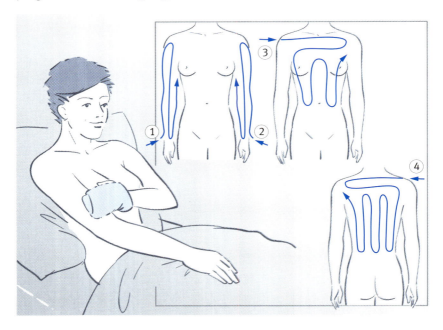

Oberkörperwaschung

anfangs ggf. zimmerwarmes (18–20 °C) Wasser,
später so kalt wie möglich!
ca. 3 Minuten Zeit (!)

▶ **So wird's gemacht:**

❶ Tuch in Wasser tauchen, leicht auswringen, dann nacheinander
- rechten Arm erst außen, dann innen
- linken Arm erst außen, dann innen
- Brust und Bauch
- Rücken abreiben

❷ das Tuch beim Waschen leicht andrücken, sodass ein Wasserfilm auf der Haut entsteht

❸ zwischendurch wenden bzw. wieder in Wasser tauchen

❹ zügig vorgehen, um Auskühlung zu vermeiden

TIPP

Nach der Anwendung ohne Abtrocknen sofort Hemd anziehen und bewegen bis zur Wiedererwärmung.
Oder bei morgendlicher Anwendung im Bett: Nachruhe, d. h. nicht abtrocknen, feucht ins Bett legen und wieder erwärmen!

▶ **Mögliche Zusätze:**

Essig (1 Teil auf 3 Teile Wasser)
Salz (1 EL auf 1 l Wasser)

Unterkörperwaschung

▶ **Besonders geeignet bei:**

Erschöpfung, funktionellen Organstörungen (vegetative Dystonie)
Fehlsteuerung der Wärmeregulation, z. B. kalten Füßen (besonders bei rheumatischen Krankheiten, chronischen Infekten, z. B. der Nebenhöhlen)
Einschlafstörungen
venösen Beinleiden, Krampfadern
Darmträgheit und Blähungen
Schilddrüsenüberfunktion
rheumatoider Arthritis

▶ **Vorsicht bei/nicht geeignet bei:**

ausgekühltem Körper, Frösteln
Harnwegsinfekten (Blase, Niere)
Unterleibsinfektionen bei der Frau

▶ **So wirkt die Anwendung:**

stoffwechselanregend in der Haut,
durchblutungsfördernd
eher schlaffördernd
wärmeregulierend
herzentlastend
verdauungsfördernd

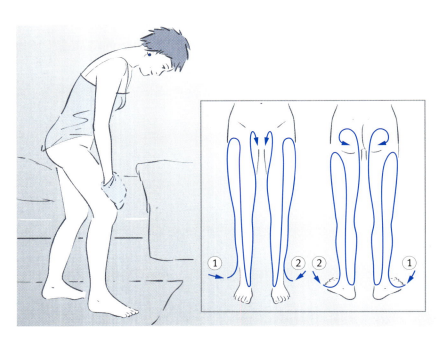

Unterkörperwaschung

▶ Was Sie brauchen:

Leinenwaschtuch (30×60 cm)
Gefäß mit kaltem Wasser (Eimer, Schüssel, Waschbecken)
anfangs ggf. zimmerwarm (18–22 °C),
später so kalt wie möglich!
ca. 3 Min. Zeit (!)

> **TIPP**
>
> Danach ohne Abtrocknen sofort Unterwäsche anziehen und bewegen bis zur Wiedererwärmung oder, bei abendlicher Anwendung vor dem Schlafengehen: nicht abtrocknen, feucht ins Bett gehen und wieder erwärmen!

▶ Mögliche Zusätze:

Essig (1 Teil auf 3 Teile Wasser)
Salz (1 EL auf 1 l Wasser)

▶ So wird's gemacht:

❶ Tuch ins Wasser tauchen, leicht auswringen
❷ rechtes Bein außen, vorne, innen und hinten (mit Gesäß) abreiben
❸ Tuch wieder in Wasser tauchen, leicht auswringen
❹ linkes Bein außen, vorne, innen und hinten (mit Gesäß) abreiben
❺ das Tuch leicht auf der Haut andrücken, sodass sich ein Wasserfilm bildet, zwischendurch wenden bzw. wieder in Wasser tauchen
❻ zügig durchführen, um Auskühlung zu vermeiden
❼ bei Einschlafstörungen auch öfter hintereinander durchführen, ggf. im Bett (schlaffördernde Wiedererwärmung nach jeder Anwendung!)

▪ Waschungen

Ganzwaschung

leichte Abhärtungsübung

▶ **Besonders geeignet bei:**

Abwehrschwäche
vegetativer Unausgeglichenheit, Nervosität
Kreislaufstörungen, niedrigem oder labilem Blutdruck
Störungen der Wärmeregulation (kalte Hände, Füße)
schlechter Hautdurchblutung
Schlaflosigkeit (Ein- und Durchschlafstörungen)
chronischen rheumatischen Erkrankungen
rheumatoider Arthritis
Bettlägerigkeit (zur Anregung)

▶ **Vorsicht bei/nicht geeignet bei:**

Frieren, Frösteln

▶ **So wirkt die Anwendung:**

abhärtend
Anregung des Hautstoffwechsels
herzentlastend
regulierend auf den Wärmehaushalt
vegetativ stabilisierend
durchblutungsfördernd, kreislaufanregend

▶ **Was Sie brauchen:**

Leinenwaschtuch (30 × 60 cm) oder -handschuh
Gefäß mit kaltem Wasser anfangs ggf. zimmerwarm (18–22 °C), später so kalt wie möglich!

TIPP

Der Körper muss warm sein! Waschung zügig, aber nicht hastig, um Auskühlung zu vermeiden. Gute Wiedererwärmung ist das Behandlungsziel. Bei Bettlägerigen zur Kreislaufanregung und Erfrischung geeignet.

▶ **Mögliche Zusätze:**

Essig (1 Teil auf 3 Teile Wasser) oder Molke (zur Stabilisierung des Säureschutzmantels)

▶ **So wird's gemacht:**

❶ Das Tuch eintauchen, Wasser ausdrücken. Auf der Haut soll ein Wasserfilm entstehen
❷ Reihenfolge der Waschung: rechten Arm erst außen, dann innen (bis in die Achselhöhle), linken Arm ebenso

Ganzwaschung

❸ Hals, Brust, Leib und schließlich Rücken

❹ Tuch zwischendurch wieder neu ins Wasser tauchen, fest ausdrücken

❺ rechtes Bein außen, vorne, innen und hinten (mit Gesäß) abreiben, linkes Bein ebenso, schließlich rechte und linke Fußsohle

❻ nicht abtrocknen (Reizverstärkung durch Verdunstungskälte)

❼ nach der Waschung Wiedererwärmung im Bett (ca. 30–60 Min.) oder anziehen und bewegen

■ Waschungen

Serienwaschung

▶ **Besonders geeignet bei:**

fieberhaften akuten Infektionskrankheiten

▶ **Vorsicht bei/nicht geeignet bei:**

Kältegefühl, Frösteln
kalten Händen/Füßen

▶ **So wirkt die Anwendung:**

fiebersenkend
schweißtreibend
wärmeregulierend
erfrischend
kreislaufanregend

TIPP

Schonendstes Verfahren zur Fiebersenkung.
Bei Kleinkindern besser nur an Unterarmen durchführen!
Bei Frösteln im Fieberanstieg keine kalten, sondern heiße Waschungen machen.
Bei Schwerkranken nur Körpervorderseite behandeln.

▶ **Was Sie brauchen:**

Leinenwaschtuch (30 × 60 cm)
Eimer/Schüssel mit Wasser (kalt oder temperiert 12–22 °C)

▶ **So wird's gemacht:**

❶ Tuch in Wasser tauchen und ausdrücken

❷ beim liegenden Patienten beide Unterschenkel oder Unterarme abreiben

❸ anschließend ohne Abtrocknen zudecken

❹ nach Wiedererwärmung im Abstand von ca. 15 Min. wiederholen bis zum Schweißausbruch (bis zu 7-mal)

Leibwaschung

die »Abführ- und Einschlafpille« nach Kneipp

▶ **Besonders geeignet bei:**

Einschlafstörungen
Verdauungsstörungen (Neigung zu Darmträgheit, Blähungen)

▶ **Vorsicht bei/nicht geeignet bei:**

Kältegefühl, Frösteln
Harnwegsinfekt (Blase, Niere)

▶ **So wirkt die Anwendung:**

schlaffördernd
darmanregend

▶ **Was Sie brauchen:**

Leinenwaschtuch (30 × 60 cm)
Gefäß mit kaltem Wasser anfangs ggf. zimmerwarm (18–22 °C), später so kalt wie möglich!

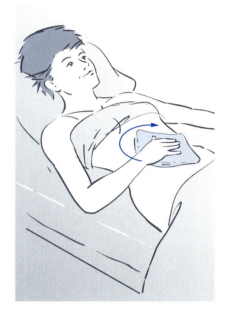

> **TIPP**
> Beine anwinkeln (zur Entspannung der Bauchdecke).
> Der Leibwaschung sollte eine Vorerwärmung im Bett vorausgehen.

▶ **So wird's gemacht:**

❶ Tuch ins Wasser tauchen und ausdrücken
❷ langsam, kreisförmig im Uhrzeigersinn bewegen, Beginn rechts auf Höhe des Hüftknochens
❸ 20–40-mal kreisen
❹ das Tuch mehrmals wieder anfeuchten!

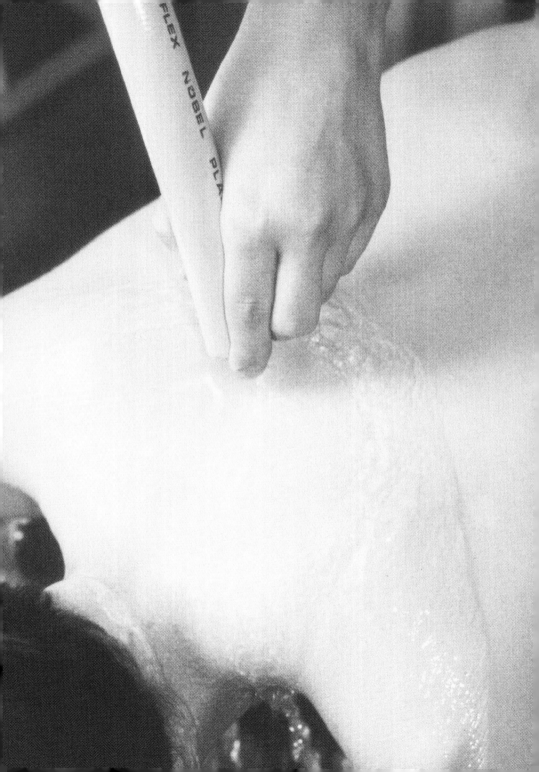

Güsse

Wie ein begossener Pudel werden Sie sich keinesfalls nach den hier folgenden Wasseranwendungen fühlen! Mit Entspannung, Schmerzlinderung oder Anregung haben sich die Effekte des etwas aufwendigeren »Medikaments« Kneipp-Guss noch lang nicht erschöpft.

Güsse

»Wie jedoch jeder einzelne Guss auf einen bestimmten Körperteil eine bestimmte Wirkung ausübt, so kann hier wiederum durch Anwendung verschiedener Güsse auf den ganzen Körper eingewirkt werden.«

Sebastian Kneipp, Mein Testament, 1895

Die bekannten Kneipp-Güsse bieten vor allem für den häuslichen Gebrauch eine hervorragende Möglichkeit zur Abhärtung und für die Behandlung chronischer Krankheiten. Sie sind rasch ausgeführt und wenig zeitintensiv. Man unterscheidet mit geringem Druck verabreichte **Flachgüsse**, bei denen in erster Linie der Temperaturreiz wirkt, von den sog. **Druckstrahlgüssen** (z. B. Blitzguss), bei denen noch der druckmechanische Reiz des Wasserstrahls hinzukommt.

Güsse stabilisieren insbesondere den Wärmehaushalt durch die nachgewiesene Wirkung auf Kapillaren, Venen und Lymphgefäße. Je nach behandeltem Körpergebiet werden auch Organsysteme angesprochen: Knie- und Schenkelguss wirken auf Blase, Hämorrhoiden sowie Organe im Bauchraum und im kleinen Becken. Armguss, Oberguss und Rückenguss sprechen die Organe des Atmungs- und Herz-Kreislauf-Systems an. (Temperatur)ansteigende oder heiße Güsse (Nackenguss, Lumbalguss) sind wirksam bei Verspannungen in der entsprechenden Wirbelsäulenmuskulatur. Der Schönheits- oder Gesichtsguss bewirkt eine Spannung und Tonisierung der Haut, hat jedoch neben diesem kosmetischen und stoffwechselanregenden Effekt eine Hauptanwendung bei chronischen Erkrankungen der oberen Luftwege und der Stirn- und Kieferhöhlen.

> So viel Wärme wie nötig,
> so viel Kälte wie möglich!

Flachgüsse können kalt (bis 18 °C), temperiert (18–22 °C), im Wechsel warm (36–38 °C) und kalt (bis 18 °C) sowie ansteigend (von der Hauttemperatur ausgehend bis ca. 43 °C) gegeben werden.

Blitzgüsse (Druckstrahlgüsse) sind nur auf ärztliche Verordnung anzuwenden und werden von fachkundigem Personal in entsprechenden Einrichtungen (z. B. während der Kneipp-Kur) verabreicht. Sie werden aus einer Entfernung von 3–4 m und mit einem Druck von 1–3 at aus einem entsprechenden Gießschlauch mit Metalldüse (3–5 mm Ø) verabreicht. Verwendet wird kaltes, wechselwarmes oder heißes Wasser. Die Blitzgüsse bieten die reizstärkste Möglichkeit der Gussanwendung und setzen eine vorhergehende langsame Anpassung an die Reizstärke voraus. Ihre Anwendung (z. B. zur Abhärtung oder als Stoffwechselanregung bei Übergewicht) muss vom Arzt kritisch abgewogen werden, denn es sind Gegenanzeigen (Kontraindikationen) wie beispielsweise gesteigerte nervöse Erregbarkeit bei Schilddrüsenüberfunktion, bei Asthma bronchiale und verminderte Anpassungsfähigkeit im Herz-Kreislauf-System (z. B. Durchblutungsstörungen mit Ruheschmerz) zu beachten.

Für alle Güsse gilt:

1. Nie bei Kältegefühl, Frösteln und nie auf eine kalte Haut, ggf. vorher Erwärmung durch warme Kleidung bzw. Bewegung (Kneipp ließ seine Patienten das Wasser pumpen, mit dem er sie behandelte!).
2. Nie unmittelbar nach dem Essen (im Idealfall ca. 30–45 Min. nach einem kleinen Imbiss).
3. Raum muss gut warm sein.
4. Der Abstand zu körperlichen Anstrengungen sollte ca. 30 Min. betragen.
5. Bei kalten Güssen atmen Sie vorher ein und mit Beginn des Gusses aus. Achten Sie auf ruhige Atmung und entspannte Körperhaltung während des Gusses.
6. Konzentrieren Sie sich auf die Anwendung. Der sehr volksnahe Pfarrer Kneipp formulierte es so: »Beim Guss halt's Maul, sonst ist die Wirkung faul«.
7. Das Wasser muss frei abfließen können, sodass Sie nicht im kalten Wasser stehen und auskühlen. Daher ist es vorteilhaft, einen Rost zu verwenden.

Kneippgüsse lassen sich am besten mit einem verstärkten Gummischlauch, einem Gießhandstück und nur notfalls mit einem verstellbaren Brausekopf verabreichen. Ein gleichmäßiger, weicher und voller

Güsse

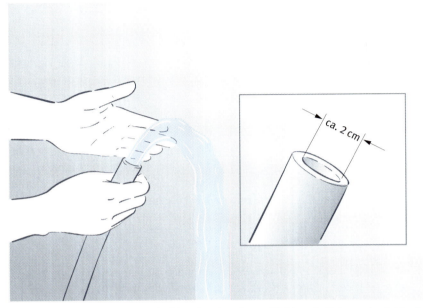

Mit einem verstärkten Gummischlauch oder einem Gießhandstück verabreicht, sind Kneipp-Güsse am wirkungsvollsten. Ein gleichmäßiger, weicher und voller Wasserstrahl soll die Haut ummanteln.

Wasserstrahl soll die Haut ummanteln. So wird der Temperaturreiz optimal an die Temperaturfühler in der Haut vermittelt.

Die im Buch beschriebenen Knie- und Schenkelgüsse sind eine vereinfachte Variante, die besonders für die Selbstanwendung geeignet ist. Hierbei verweilt der Wasserstrahl am jeweiligen Bein zunächst an der Rück- und dann gleich an der Vorderseite.

Armguss mit Brustguss kalt

Erfrischend und heilend!

▶ Besonders geeignet bei:

Abgeschlagenheit
Abgespanntheit, Müdigkeit
Erkältungsneigung (zur Abhärtung)

▶ Vorsicht bei/nicht geeignet bei:

organischen Herzkrankheiten wie Herzrhythmusstörungen, Durchblutungsstörungen des Herzens, Angina pectoris
Asthma bronchiale
Frieren, Frösteln

▶ So wirkt die Anwendung:

kreislaufanregend
erfrischend
gewebestraffend
abhärtend

▶ Was Sie brauchen:

Gummischlauch: Länge 1,5 m, Durchmesser ¾ Zoll oder Gießhandstück (siehe Bezugsquellen)
ca. vier Minuten Zeit!

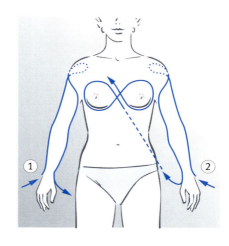

▶ So wird's gemacht:

❶ rechter Arm:
- außen aufwärts bis zur Schulter
- kurz verweilen
- innen abwärts

❷ linker Arm:
- außen aufwärts bis zur Schulter
- kurz verweilen
- innen abwärts

❸ Brust in Achterform umkreisen

Für den Guss beugen Sie sich am besten über die Badewanne. Das Wasser anschließend nur abstreifen – nicht abtrocknen (!) –, anziehen, wieder erwärmen!

Knieguss kalt

▶ **Besonders geeignet bei:**

gefäßbedingten Kopfschmerzen
arteriellen Durchblutungsstörungen der Beine (Raucherbein/Schaufensterkrankheit ohne Ruheschmerz)
Hitze- und Schweregefühl in den Beinen
Krampfadern (Varizen) und beeinträchtigtem venösem Abfluss (chronisch venöse Insuffizienz)

▶ **Vorsicht bei/nicht geeignet bei:**

Hexenschuss/Ischialgie
Harnwegsinfekt
Frieren, Frösteln
fortgeschrittenen Durchblutungsstörungen mit Ruheschmerz
während der Regelblutung

▶ **So wirkt die Anwendung:**

blutdrucksenkend
entstauend
durchblutungsfördernd,
reaktiv gefäßerweiternd

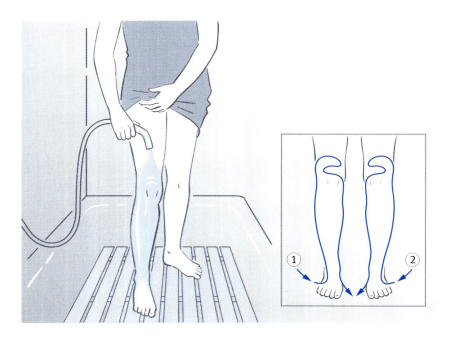

Knieguss kalt

die Wandspannung der Venen verbessernd (tonisierend)
beruhigend, schlaffördernd

▶ **Was Sie brauchen:**

Gummischlauch: Länge 1,5 m, Durchmesser ¾ Zoll (20 mm) oder Gießhandstück (siehe Bezugsquellen)
Holz- oder Plastikrost

> **TIPP**
>
> Vorsicht bei niedrigem Blutdruck! Auf Wiedererwärmung durch Bewegung (gehen, laufen) oder im Bett (wenn nötig Socken!) achten.

▶ **So wird's gemacht:**

❶ rechtes Bein:
- vom Fußrücken (hinten) außen aufwärts, kurz verweilen, dann nach vorn bis handbreit über das Knie, kurz verweilen
- auf der Innenseite abwärts

❷ linkes Bein:
- vom Fußrücken (hinten) außen aufwärts, kurz verweilen, dann nach vorn bis über das Knie, kurz verweilen
- auf der Innenseite abwärts

❸ Fußsohle rechts und links

Wechselkniguss

▶ **Besonders geeignet bei:**

gefäßbedingten Kopfschmerzen
arteriellen Durchblutungsstörungen der Beine (Raucherbein/Schaufensterkrankheit ohne Ruheschmerz)
Hitzegefühl

▶ **Vorsicht bei/nicht geeignet bei:**

Hexenschuss/Ischiasschmerzen
Harnwegsinfekt (Nieren- und Blasenleiden)
Frieren, Frösteln
starken Krampfadern (Varizen)
niedrigem Blutdruck
während der Menstruation

▶ **So wirkt die Anwendung:**

blutdrucksenkend
entstauend
durchblutungsfördernd, reaktiv erweiternd auf Arterien
vegetativ beruhigend
schlaffördernd

▶ **Was Sie brauchen:**

Gummischlauch: Länge 1,5 m, Durchmesser ¾ Zoll (20 mm) oder Gießhandstück (siehe Bezugsquellen)
Holz- oder Plastikrost

TIPP

Aktive Wiedererwärmung durch Bewegung (gehen, laufen) oder passiv im Bett (wenn nötig Socken!).
Ob der Wechselguss bei niedrigem Blutdruck durchgeführt werden kann, sollte ein Arzt entscheiden. Auf jeden Fall Vorsicht walten lassen!

▶ **So wird's gemacht:**

❶ *Warmanteil* (36–38 °C):
rechtes Bein:
- vom Fußrücken außen aufwärts bis handbreit über das Knie
- verweilen, bis gute Durchwärmung eintritt
- auf der Innenseite abwärts

linkes Bein:
- vom Fußrücken außen aufwärts bis handbreit über das Knie
- verweilen, bis gute Durchwärmung eintritt
- auf der Innenseite abwärts

❷ *Kaltanteil* (bis 18 °C):
rechtes Bein:
- vom Fußrücken außen aufwärts bis handbreit über das Knie
- kurz verweilen (5–8 Sek.)
- auf der Innenseite abwärts

Wechselkniguss

linkes Bein:
- vom Fußrücken außen aufwärts bis handbreit über das Knie
- kurz verweilen (5–8 Sek.)
- auf der Innenseite abwärts

❸ Warm- und Kaltanteil einmal wiederholen

❹ abschließend beide Fußsohlen kalt begießen

Schenkelguss kalt

▶ **Besonders geeignet bei:**

Krampfadern (Varizen) und venösen Abflussstörungen
arteriellen Durchblutungsstörungen der Beine (ohne Ruheschmerz)
Einschlafstörungen

▶ **Vorsicht bei/nicht geeignet bei:**

Hexenschuss/Ischiasschmerzen
Harnwegsinfekten
Frieren, Frösteln
während der Menstruation

▶ **So wirkt die Anwendung:**

blutdrucksenkend
entstauend
durchblutungsfördernd, reaktiv erweiternd auf Arterien
die venöse Wandspannung steigernd (tonisierend)
vegetativ beruhigend
schlaffördernd

▶ **Was Sie brauchen:**

Gummischlauch: Länge 1,5 m, Durchmesser ¾ Zoll oder

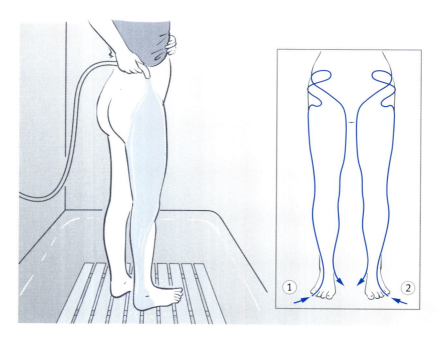

Schenkelguss kalt

Gießhandstück (siehe Bezugsquellen)
Holz- oder Plastikrost

TIPP

Vorsicht bei niedrigem Blutdruck! Auf Wiedererwärmung achten: passiv im Bett (wenn nötig Socken anziehen!), besser aktiv durch Gehen!
Die Reizstärke ist größer als beim Knieguss.
Bei Verstopfung (Obstipation) bewährt sich zusätzlich die »Leibspirale«: kreis- oder spiralförmige Gießung um den Nabel.

▶ So wird's gemacht:

❶ rechtes Bein:
- vom Fußrücken außen (hinten) aufwärts, auf der Rückseite kurz verweilen
- dann nach vor bis zur Leiste
- kurz verweilen
- auf der Innenseite abwärts

❷ linkes Bein:
- vom Fußrücken außen (hinten) aufwärts, auf der Rückseite kurz verweilen
- dann nach vor bis zur Leiste
- kurz verweilen

❸ Fußsohle rechts und links

Wechselschenkelguss

▶ **Besonders geeignet bei:**

Krampfadern (Varizen) und venösen Abflussstörungen
arteriellen Durchblutungsstörungen der Beine (Raucherbein/Schaufensterkrankheit ohne Ruheschmerz)
Einschlafstörungen

▶ **Vorsicht bei/nicht geeignet bei:**

Ischiasschmerzen
Harnwegsinfekten (Nieren- und Blasenleiden)
Frieren, Frösteln
während der Menstruation

▶ **So wirkt die Anwendung:**

blutdrucksenkend
entstauend
durchblutungsfördernd, reaktiv erweiternd auf Arterien
die venöse Wandspannung steigernd (tonisierend)
vegetativ beruhigend
schlaffördernd

▶ **Was Sie brauchen:**

Gummischlauch: Länge 1,5 m, Durchmesser ¾ Zoll oder Gießhandstück (siehe Bezugsquellen)
Holz- oder Plastikrost

TIPP

Vorsicht bei niedrigem Blutdruck! Auf Wiedererwärmung achten: passiv im Bett (wenn nötig Socken anziehen!), besser aktiv durch Gehen!
Die Reizstärke ist größer als beim Kniguss und beim kalten Schenkelguss, die blutgefäßtrainierende Wirkung etwas stärker.
Bei Verstopfung (Obstipation) bewährt sich zusätzlich die »Leibspirale«: kreis- oder spiralförmige Gießung um den Nabel.

▶ **So wird's gemacht:**

❶ *Warmanteil* (36–38 °C):
rechtes Bein:
- vom Fußrücken außen aufwärts bis zur Leiste
- verweilen, bis gute Durchwärmung eintritt
- auf der Innenseite abwärts

linkes Bein:
- vom Fußrücken außen aufwärts bis zur Leiste
- verweilen, bis gute Durchwärmung eintritt
- auf der Innenseite abwärts

Wechselschenkelguss

❷ *Kaltanteil* (bis 18 °C):
rechtes Bein:
- vom Fußrücken außen aufwärts bis zur Leiste
- kurz verweilen (5–8 Sek.)
- auf der Innenseite abwärts

linkes Bein:
- vom Fußrücken außen aufwärts bis zur Leiste
- kurz verweilen (5–8 Sek.)
- auf der Innenseite abwärts

❸ Warm- und Kaltanteil 1-mal wiederholen

❹ abschließend beide Fußsohlen kalt abgießen

Lumbalguss temperaturansteigend

Das nebenwirkungsfreie Schmerzmittel für die Lendenwirbelsäule!

▶ **Besonders geeignet bei:**

Hexenschuss
Lendenwirbelsäulenschmerzen (Lumboischialgie, Bandscheiben-Beschwerden)
Verspannungen im Rücken, ausgehend vom Lendenwirbelbereich

▶ **Vorsicht bei/nicht geeignet bei:**

akuten Entzündungen im behandelten Bereich

▶ **So wirkt die Anwendung:**

entspannend/entkrampfend auf die Muskulatur und reflektorisch auf Bauch- und Beckenorgane (segmental zugeordnet)
durchblutungssteigernd (hyperämisierend)

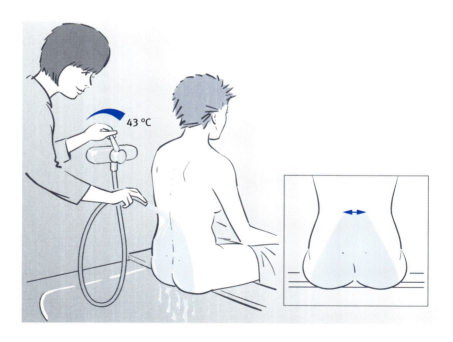

Lumbalguss temperaturansteigend

▶ Was Sie brauchen:

Gummischlauch: Länge 1,5 m, Durchmesser ¾ Zoll oder Gießhandstück (siehe Bezugsquellen)

TIPP

Auf langsamen und gleichmäßigen Temperaturanstieg achten (Einhandhebelmischer ist empfehlenswert).

▶ So wird's gemacht:

Der Lumbalguss lässt sich nur mit Helfer durchführen.

❶ Der Patient sitzt (ein Brett quer über den Wannenrand legen, Hocker in der Wanne, notfalls auf dem Wannenrand sitzen)

❷ der Helfer richtet den Wasserstrahl auf die Lendenwirbelsäule

❸ Temperatur von Hauttemperatur (ca. 34 °C) langsam und gleichmäßig bis zur Verträglichkeitsgrenze (ca. 43 °C) steigern

❹ Dauer: bis eine kräftige Mehrdurchblutung (Rötung) erreicht ist (mehrere Minuten)

❺ anschließend gründlich abtrocknen und Bettruhe in entspannter Haltung (Unterschenkel erhöht gelagert) oder leichte gymnastische Übungen der Wirbelsäule

❻ im Anschluss an den Lumbalguss ist Zugluft besonders gefährlich und unbedingt zu vermeiden!

Nackenguss heiß

▶ **Besonders geeignet bei:**

akutem Hartspann der Halswirbelsäule
chronischer Verspannung der
Nackenmuskulatur
Spannungskopfschmerz
gefäßbedingtem Kopfschmerz
Migräne
depressiver Verstimmung
Wetterfühligkeit
chronischem Ohrengeräusch/
Ohrensausen (Tinnitus)

▶ **Vorsicht bei/nicht geeignet bei:**

grünem Star (Glaukom)
Bluthochdruck (Hypertonie)
Schilddrüsenerkrankungen
Herzschwäche (Herzinsuffizienz)
Lumboischialgie/Bandscheibenbe-
schwerden der Lendenwirbelsäule
(da Bücken notwendig ist)

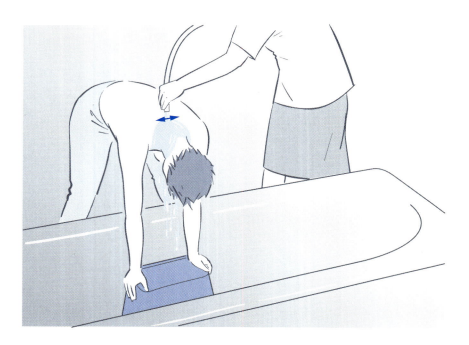

Nackenguss heiß

▶ So wirkt die Anwendung:

muskelentspannend
durchblutungsfördernd im Kopf
gefäßentkrampfend

▶ Was Sie brauchen:

Gummischlauch: Länge 1,5 m, Durchmesser ¾ Zoll oder Gießhandstück (siehe Bezugsquellen)
evtl. Hocker zum Abstützen

TIPP

Auf langsamen und gleichmäßigen Temperaturanstieg achten (Einhandhebelmischer ist empfehlenswert).
Wenn keine Hilfsperson zur Verfügung steht, wird statt des Gießschlauches am besten das Gießhandstück benutzt.
Beruht der Kopfschmerz auf bereits erhöhtem Blutandrang, sind das heiße Fußbad oder Knie- oder Schenkelgüsse besser geeignet (Ableiten des Blutes in die untere Körperhälfte).

▶ So wird's gemacht:

❶ Oberkörper vornüber beugen und abstützen (über der Badewanne, Vorsicht Rutschgefahr!)
❷ den Wasserstrahl auf den Nacken richten (Wasserplatte), sodass das Wasser seitlich am Hals ablaufen kann
❸ Temperatur von hautwarm (ca. 34 °C) bis zur Verträglichkeitsgrenze (ca. 43 °C) steigern
❹ leichte Drehbewegungen des Kopfes während des Gusses unterstützen die entkrampfende Wirkung
❺ Dauer: bis eine kräftige Mehrdurchblutung (Rötung) erreicht ist (mehrere Minuten)
❻ im Anschluss an den Lumbalguss ist Zugluft besonders gefährlich und unbedingt zu vermeiden. Nützlich: Halstuch oder Rollkragen tragen

Güsse

Armguss kalt

Anregend, erfrischend und konzentrationssteigernd – fast an jedem Wasserhahn möglich!

▶ **Besonders geeignet bei:**

Abgeschlagenheit
Abgespanntheit, Müdigkeit
nervösem Herzjagen
leichter Form der Herzschwäche (Herzinsuffizienz)
niedrigem Blutdruck (Hypotonie)
Schwindel

▶ **Vorsicht bei/nicht geeignet bei:**

organischen Herzleiden wie Herzrhythmusstörungen, Durchblutungsstörungen des Herzens, Angina pectoris
Asthma bronchiale
Frieren, Frösteln

▶ **So wirkt die Anwendung:**

kreislaufanregend
erfrischend

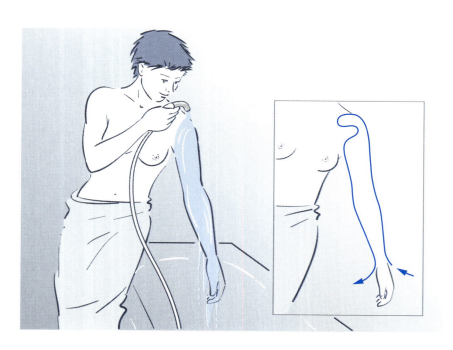

Armguss kalt

▶ Was Sie brauchen:

Gummischlauch: Länge 1,5 m, Durchmesser ¾ Zoll oder Gießhandstück (siehe Bezugsquellen)
ca. drei Minuten Zeit!

> **TIPP**
>
> Einfach auszuführen (nahezu an jedem fließenden Wasser)!
> Gut geeignet als »Wiederbelebungsmaßnahme« bei langen Autofahrten oder Konferenzen.

▶ So wird's gemacht:

❶ rechter Arm:
- außen aufwärts bis zur Schulter
- kurz verweilen
- innen abwärts

❷ linker Arm:
- außen aufwärts bis zur Schulter
- kurz verweilen
- innen abwärts

❸ Einmal wiederholen

Für den Guss beugen Sie sich am besten über die Badewanne. Das Wasser anschließend nur abstreifen – nicht abtrocknen (!) –, anziehen, wieder erwärmen!

Wechselarmguss

Anregend, fast an jedem Wasserhahn möglich!

▶ Besonders geeignet bei:

Abgeschlagenheit
Abgespanntheit, Müdigkeit
nervösem Herzjagen
leichter Form der Herzschwäche
niedrigem Blutdruck (Hypotonie)

▶ Vorsicht bei/nicht geeignet bei:

organischen Herzkrankheiten wie Herzrhythmusstörungen, Durchblutungsstörungen des Herzens, Angina pectoris
Asthma bronchiale
Frieren, Frösteln

▶ So wirkt die Anwendung:

kreislaufanregend
erfrischend

▶ Was Sie brauchen:

Gummischlauch: Länge 1,5 m, Durchmesser ¾ Zoll oder Gießhandstück (siehe Bezugsquellen)
ca. drei Minuten Zeit!

> **TIPP**
>
> Reizstärker als der kalte Armguss, aber etwas aufwendiger.

▶ So wird's gemacht:

❶ *Warmanteil* (36–38 °C):
rechter Arm:
- außen aufwärts bis zur Schulter
- verweilen, bis gute Durchwärmung eintritt
- innen abwärts

linker Arm:
- außen aufwärts bis zur Schulter
- verweilen, bis gute Durchwärmung eintritt
- innen abwärts

❷ *Kaltanteil* (bis 18 °C):
rechter Arm:
- außen aufwärts bis zur Schulter
- kurz verweilen
- innen abwärts

linker Arm:
- außen aufwärts bis zur Schulter
- kurz verweilen
- innen abwärts

❸ Warm- und Kaltanteil einmal wiederholen

Für den Guss beugen Sie sich am besten über die Badewanne. Das Wasser anschließend nur abstreifen – nicht abtrocknen (!) –, anziehen, wieder erwärmen!

Gesichtsguss kalt

Der »Schönheitsguss« in der Kneipp-Therapie

▶ **Besonders geeignet bei:**

Abgeschlagenheit, geistiger und körperlicher Ermüdung
Kopfschmerzen, Migräne
Herzstolpern, Herzjagen

▶ **Wenig oder nicht geeignet bei:**

Augenleiden (grauer und grüner Star)
akuter Nebenhöhlenentzündung (Stirn-, Nasennebenhöhlen)
Nervenentzündungen im Gesicht (z. B. Trigeminus-Neuralgie)

▶ **So wirkt die Anwendung:**

erfrischend, anregend
hautstraffend
herzberuhigend

▶ **Was Sie brauchen:**

Gummischlauch: Länge 1,5 m, Durchmesser ¾ Zoll oder Gießhandstück (siehe Bezugsquellen)
Frotteetuch

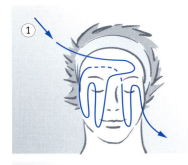

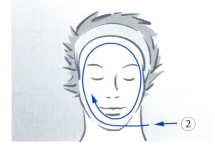

Güsse

TIPP

Kann auch mehrmals täglich ausgeführt werden.

▶ **So wird's gemacht:**

❶ Handtuch um den Hals legen, leicht nach vorne beugen
❷ an der rechten Schläfe beginnend den Wasserstrahl über die Stirn zur linken Schläfe führen und wieder über die Stirn zurück zur rechten Gesichtshälfte
❸ von dort die rechte Gesichtshälfte mit drei senkrechten Strichen begießen (mit dem Wasserstrahl senkrecht auf- und abfahren)
❹ dann in gleicher Weise die linke Gesichtshälfte mit drei senkrechten Strichen begießen
❺ anschließend das Gesicht mit dem Wasserstrahl dreimal umkreisen
❻ wichtig: zwischendurch langsam durch den Mund ein- und ausatmen, Guss dazu eventuell unterbrechen
❼ nach dem Guss Gesicht leicht abtupfen

Vollguss kalt

Für kreislaufstabile Gesunde!

▶ Besonders geeignet bei:

zur Abhärtung für kräftige Personen
zur Abkühlung in der Sauna
bei Stoffwechselstörungen, besonders in Kombination mit Übergewicht, z. B. Gicht, Alters-Zuckerkrankheit (Diabetes mellitus Typ II), zu hohen Blutfettwerten

▶ Vorsicht bei/nicht geeignet bei:

Gefäßverkalkung (Arteriosklerose)
Kreislaufstörungen

▶ So wirkt die Anwendung:

die innere Regulation stabilisierend
stoffwechselanregend
kreislaufanregend
atmungsanregend

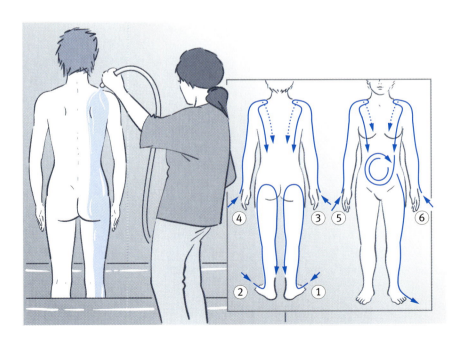

Güsse

▶ **Was Sie brauchen:**

Gummischlauch: Länge mindestens 1,5 m, Durchmesser ¾ Zoll oder Gießhandstück (siehe Bezugsquellen)
Helfer

TIPP

Untrainierte dürfen nie mit dem Vollguss beginnen!
Langsamer Aufbau des Trainings über mindestens (!) eine Woche durch Teilanwendungen.
Wichtig:
Vor dem Guss Herz- und Stirngegend abkühlen.
Wird der Vollguss zur Abkühlung nach der Sauna angewendet, unbedingt zügig, ohne Verweilen vorgehen!

▶ **So wird's gemacht:**

Beginn an der Rückseite

❶ rechtes Bein: vom rechten Fußrücken an der Beinaußenseite aufwärts bis zum Gesäß, an der Innenseite wieder abwärts; linkes Bein ebenso

❷ rechter Arm: an der Außenseite aufwärts bis zur Schulter

❸ kurz verweilen: ⅓ der Wassermenge läuft nach vorne über die Schulter, ⅔ über die Schulter nach hinten ab (siehe Abb.)

❹ in Schulterhöhe mehrmals von rechts nach links überwechselnd (⅓ des Wassers läuft nach vorne ab, ⅔ nach hinten!)

❺ abwärts über rechte Rückenseite bis zum Gesäß und überwechseln zur linken Hand; linker Arm ebenso

❻ über die linke Rückenseite an der Innenseite des Beins hinunter, dann umdrehen lassen

Vorderseite:

❶ rechtes Bein – linkes Bein wie auf der Rückseite.

❷ rechter Arm: an der Außenseite aufwärts zur Schulter: ⅓ des Wassers läuft zum Rücken ab, ⅔ nach vorne über die Brust (siehe Abb.)

❸ abwärts an der rechten Brustseite bis zur Leiste und überwechseln zur linken Hand; linker Arm ebenso; Abschließen mit mehrmaligem Umkreisen des Bauches im Uhrzeigersinn (Leibspirale)

❹ danach an der Außenseite des linken Beines abwärts, abschließend beide Fußsohlen begießen

❺ Bettruhe

Blitzgüsse

»Was das Skalpell in der Chirurgie, ist der Blitzguss in der Hydrotherapie«.

Blitzgüsse kombinieren den Temperaturreiz mit mechanischem Druck. Diese Anwendung darf nur nach langsamem Aufbau der Reizstärke – am besten im Rahmen einer Kneipp-Kur – und nur nach ärztlicher Verordnung durch Fachpersonal gegeben werden.

Die Blitzgüsse werden unterschieden nach Art und Form (siehe untenstehende Tabelle).

● Tab. 3: Blitzgüsse

Art	Form
einfacher Blitzguss heiß oder kalt, Temperatur bleibt während der Anwendung gleich	Knie-, Schenkel-, Rücken-Vollblitz Heißblitz Rücken
Wechselblitzguss einmaliger Wechsel zwischen heiß und kalt	Knie-, Schenkel-, Rücken-Vollblitz
Segment-Blitzguss Behandlung in Reflexzonen der Haut und der Muskulatur, denen bestimmte innere Organe zugeordnet sind (Head- und Mackenzie-Zonen), Temperatur ca. 44 °C	Leber-, Galle-, Magen-, Zwölffingerdarmsegment, Raute (Beckenorgane)
Blitzguss-Massagebad Kombination aus warmem Dreiviertelbad mit Zusatz (5 Minuten) und einem Segment-Blitzguss oder Rückenheißblitz in zweimaliger Ausführung (5-B-Regel: Bad – Blitz – Bad – Blitz – Bett)	

▶ Besonders geeignet bei:

rheumatischen Muskel- und Gelenkleiden im nicht-entzündlichen Stadium
chronischer Ischialgie
Muskelhartspann
Menstruationsstörungen
Funktionsstörungen des Magen-Darm-Traktes
arteriellen Durchblutungsstörungen (ohne Ruheschmerz)

▶ Vorsicht bei/nicht geeignet bei:

allen akuten Erkrankungen
empfindlichen, nervösen Menschen
akuten Entzündungen im Behandlungsstadium
Venenentzündungen (Phlebitis) und großen Krampfadern (Varikosis)
Bindegewebsschwäche
Blutungsneigung
Herz-Kreislauf-Krankheiten

▶ So wirkt die Anwendung:

stoffwechselanregend
vorbeugend gegen Erkältungen
massageähnlich
reflektorisch auf Haut und innere Organe

▶ Was Sie brauchen:

Gummischlauch: Länge mindestens 1,5 m, Durchmesser ¾ Zoll mit Spezialdüse (Durchmesser 4 mm)
Helfer
etwa eine Stunde Zeit (wegen der Nachruhe)

> **TIPP**
>
> Vollblitz nur für Gesunde! Als häusliche Anwendung kaum geeignet.
> Keinesfalls ohne ärztliche Verordnung anwenden!

▶ Reizstärken:

Knieblitz 💧 – 💧💧
Schenkelblitz 💧💧
Rückenblitz 💧💧💧
Vollblitz 💧💧💧
Blitzguss-Massagebad 💧💧💧

▶ So wird's gemacht:

Die Anwendung ist als Wechsel-, Heiß- oder Kaltguss möglich.
❶ Verabreichung aus drei bis vier Meter Entfernung

Blitzgüsse

❷ dabei Strahlstärke so wählen, dass der Strahl über diese Entfernung waagerecht verläuft
❸ die Druckstärke des Wasserstrahls kann mit der Fingerkuppe variiert werden

❹ exakte Linienführung beachten
❺ empfindliche Körperpartien nur abgeschwächt behandeln
❻ anschließend Nachruhe, ca. 45 bis 60 Minuten

Güsse

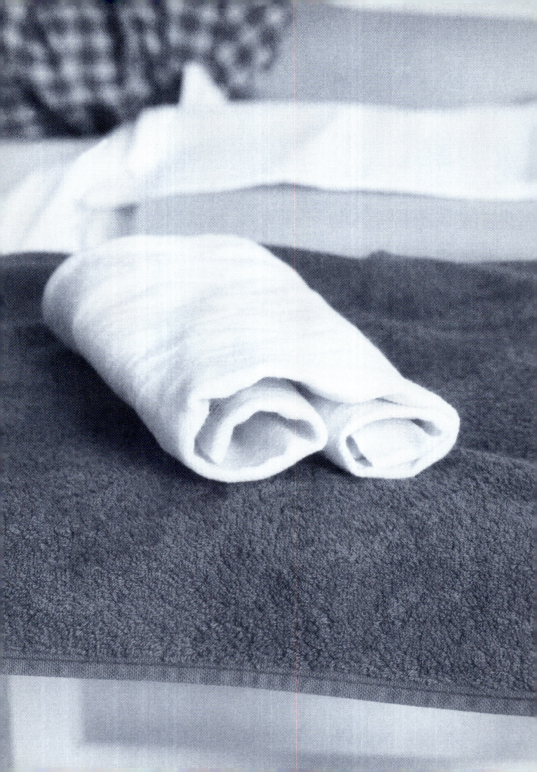

Wickel

Wickel haben auch ganz ohne den Wörishofener Pfarrer den Durchbruch zur Nummer Eins der Hydrotherapie-Hitliste geschafft. Ob häusliches Krankenlager oder Intensivstation – nützlich sind sie überall.

Wickel

»Wie jeder Wickel seinen eigenen Namen trägt, so hat er auch seine eigene Wirkung. Und wie die Wickel ganz verschieden voneinander sind, so sind auch die Wirkungen verschieden. Doch darin stimmen alle überein, daß sie auflösen, die kranken Stoffe selber aufnehmen, ausleiten und so die Natur verbessern.«

Sebastian Kneipp, Mein Testament, 1895

Wickel eignen sich hervorragend zur häuslichen Anwendung von leichten Befindlichkeitsstörungen bis hin zur Behandlung schwerer und chronischer Krankheiten.

Bei der Wickelbehandlung werden der gesamte Körper (Ganzpackung) oder Körperteile wie Rumpf, Extremitäten (Teilwickel) mit drei verschiedenen Tüchern eingehüllt:

- unmittelbar auf die Haut kommt das feuchte Innentuch aus grobem Leinen,
- darüber (an den Kanten jeweils 4 cm breiter) das trockene Zwischentuch aus Baumwolle
- und abschließend (an den Kanten jeweils 2 cm schmaler als das Zwischentuch) das trockene Außentuch aus Wolle oder Flanell.

Unter dem Oberbegriff »Wickel« werden verschiedene Anwendungen zusammengefasst. Dies sind im Einzelnen:

Wickel oder Umschläge: Körperteile (Gelenke, Schenkel, Hals etc.) werden in ihrem Umfang umwickelt.

Auflagen oder Aufschläger: Sie umfassen nicht das ganze Körperteil, sondern liegen nur einseitig oder teilweise auf (z. B. Oberaufschläger, Unteraufschläger, Heusack, Lehm-, Quarkauflagen, Leinsamen-, Bockshornklee-Auflagen).

Kompressen: Sie entsprechen den Auflagen. Es werden aber nur kleinste Körperteile bedeckt (z. B. kalte Herzkompresse, Dampfkompresse).

Packungen: Hier wird mehr als die Hälfte des Körpers eingepackt (Dreiviertelpackung, Ganzpackung, nasses Hemd, Spanischer Mantel). Je nach der behandelten Körperregion bzw. dem Körperteil werden Wickel als Hals-, Brust-, Leib- (= Lendenwickel), Rumpf- (= Kurzwickel), Arm-, Bein-, Hand-, Waden-, Knie- und Fußwickel bezeichnet.

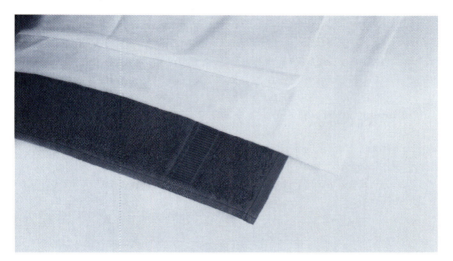

Wichtig: Nach Gebrauch (vor allem bei Behandlung von Infektionskrankheiten) das Wickelinnen- und -zwischentuch gut ausspülen, anschließend auskochen, ggf. unter Zusatz einer desinfizierenden Lösung (z. B. Sagrotan). Das abschließende Woll-/Flanelltuch ist bewusst kleiner, damit es die Haut nicht berührt, denn Wolle lässt sich schlecht desinfizieren.

Wie wirken Wickel?

Kalte Wickel entziehen sofort Wärme und bewirken im vegetativen Nervensystem eine Steigerung des sog. Sympathikotonus (Sympathikus = Leistungsnerv, Aktivitätsnerv) mit Gefäßverengung, mäßigem Blutdruckanstieg und Stoffwechselanregung sowie einer Vertiefung und Beschleunigung der Atmung. Diese Wirkungen gehen nach etwa 5 Minuten durch

Wickel

abklingenden Wärmeentzug und zunehmende Gegenreaktion des Körpers (Wärmeproduktion) in einen erhöhten sog. Vagotonus (Vagus = Ruhenerv, Erholungsnerv) über. Die Muskulatur des Bewegungsapparates (z. B. im Hals- und Lendenwirbelbereich, Schulter-, Hüftgelenk) und der inneren Organe (z. B. Gallenblase, Harnleiter, Harnblase) entspannt sich; damit tritt auch eine Schmerzlinderung ein. Die Wirkung des kalten Wickels – wärmeentziehend oder -zuführend (bis schweißtreibend) – hängt also ganz von seiner Liegedauer ab. Kommt es bei einem kalten Wickel, der zum Ziel der Wärmeentwicklung angelegt wurde, nicht zu dieser Reaktion, muss Wärme von außen zugeführt werden (Wärmflasche, warme Getränke). Wenn auch das nicht hilft, muss der Wickel abgenommen werden.

Heiße Wickel führen passiv Wärme zu. Sie wirken entkrampfend und durchblutungsfördernd. Die eintretende Gefäßerweiterung zieht eine Blutdrucksenkung und somit eine Entlastung des Herz-Kreislauf-Systems nach sich.

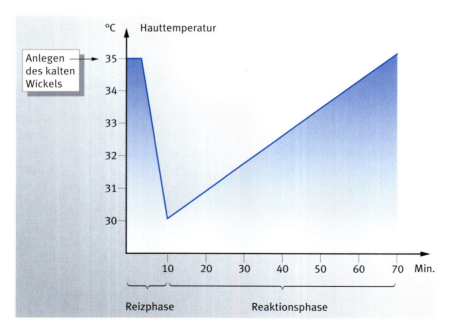

● Tab. 4: Die Wirkungsweise kalter Wickel

Reizphase	Reaktionsphase
der Wickel ist kalt	der Wickel nimmt Wärme auf
der Körper kühlt ab	der Körper produziert Wärme
die Gefäße verengen sich	die Gefäße (Arterien) erweitern sich
das vegetative Nervensystem empfängt einen Stressreiz (Sympathikus überwiegt)	das vegetative Nervensystem kommt in die Erholungsphase (Vagus überwiegt)

● Tab. 5: Wickel auf einen Blick

Wirkung	Liegedauer	Zusatz	Anlegetemperatur
Wärmeentzug: bei lokalen Entzündungen (z. B. der Beinvenen) Fieber	bis der Wickel nicht mehr als kalt empfunden wird; evtl. mehrmals wiederholen	kaltes Wasser Quark Lehm	mindestens 5–10 °C unter Körpertemperatur, dann immer kälter (bis 12 °C)
Wärmeproduktion/-stau: bei Verkrampfung der glatten Muskulatur innerer Organe und Gefäße (Anregung der Verdauung und des Stoffwechsels), durchblutungsfördernd	45–75 Min. (bzw. bis gute Durchwärmung eingetreten ist)	Salz Essig Retterspitz ® Kräuterabkochungen	je nach Indikation: kalt (reaktive Wiedererwärmung) warm/heiß
Schweißtreibend: bei Stoffwechselstörungen (Adipositas, Gicht) zur Entschlackung	bis zum Schweißausbruch + 30 Min. (insgesamt ca. 2–2 ½ Std.)	Salz Essig	kalt (bevorzugt) warm/heiß

● Tab. 6: Wickelzusätze

Zusatz	So wird's gemacht	Wirkung	Anwendungsbereiche (Indikationen)
für kalte Wickel:			
Essigwasser:	1 Teil Obstessig und mindestens 3 Teile Wasser mischen und das Wickeltuch eintauchen	reaktionsverstärkend	Fieber, zur Stabilisierung des Säureschutzmantels der Haut
Lehmwasser:	ca. 3 Hand voll Lehmpulver in Wasser aufschwemmen, bis ein dickflüssiger Brei entsteht	entzündungshemmend	Venenentzündung, Lymphknotenentzündung, Ekzem, Schuppenflechte (Psoriasis vulgaris), Juckreiz
Quark:	1 cm dick auf das Innentuch streichen (zimmerkalt oder kälter)	kühlend, entzündungshemmend, hautpflegend	Halsentzündung, Schwellungen (nach Verletzung, bei Entzündung)
für warme Wickel:			
Heublumen:	ca. 2 Hand voll Heublumen in ca. 4 l Wasser 10 Min. kochen, Wickeltuch damit tränken	durchblutungssteigernd	Schmerzen bei nicht aktiver Arthrose und nicht akut entzündlichem Rheumatismus, Blasenentzündung, Bronchitis
Haferstroh:	ca. 2 Hand voll Haferstroh in ca. 4 l Wasser 30 Min. kochen, Wickeltuch damit tränken	entzündungshemmend	Hautentzündung, Blasenentzündung
Kamille:	ca. 2 Hand voll Kamillenblüten in ca. 4 l Wasser 5–10 Min. kochen, Wickeltuch damit tränken	entzündungshemmend, die glatte Muskulatur entkrampfend	Entzündungen, Eiterungen

Tab. 6: Fortsetzung

Zusatz	So wird's gemacht	Wirkung	Anwendungsbereiche (Indikationen)
Eichenrinde:	ca. 1 Hand voll Eichenrinde in ca. 4 l Wasser 30 Min. kochen, Wickeltuch damit tränken (Achtung: Verfärbungen möglich!)	entzündungswidrig, adstringierend	oberflächliche, v. a. nässende Entzündungen, Hämorrhoiden
Zinnkraut (Schachtelhalm):	ca. 3 Hand voll Zinnkraut in ca. 4 l Wasser 10 Min. kochen, Wickeltuch damit tränken	wundheilend	entzündliche und juckende Hautleiden, Hämorrhoiden, Wundbehandlung
Thymian:	ca. 1 Hand voll 5 Min. in ca. 3 l Wasser kochen, Wickeltuch damit tränken	atmungsvertiefend, bronchialerweiternd, schleimlösend	Bronchitis, Erkältung
Kochsalz:	ca. 4 EL Kochsalz mit ca. 4 l heißem Wasser auflösen, Wickeltuch damit tränken	hautreizend, über nervale Verbindungen auch die inneren Organe anregend	Bronchitis, Lungenentzündung (Pneumonie)

■ Wickel

Wadenwickel kalt

Kurz liegend (ca. 5 Min., keine Wiedererwärmung)

▶ **Besonders geeignet bei:**

genereller Überhitzung: Fieber, »Hitzschlag«
örtlichen Entzündungen: Venenentzündung (Phlebitis), Blutergüssen, Prellungen
Überanstrengung nach langem Stehen und Gehen

Länger liegend (ca. 15–20 Min., mit Wiedererwärmung)

▶ **Besonders geeignet bei:**

hohem Blutdruck
Einschlafstörungen
nervöser Übererregbarkeit

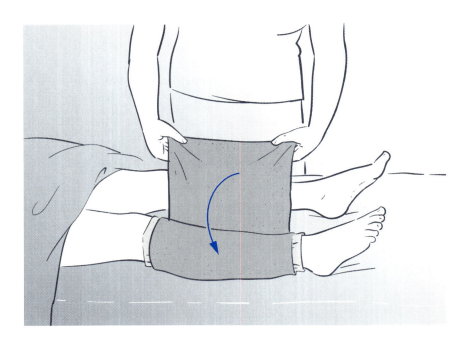

Wadenwickel kalt

▶ Vorsicht bei/nicht geeignet bei:

akuten Harnwegsinfekten
Ischiasnervenreizung
beginnender Erkältung und ansteigendem Fieber (Patient fröstelt)
Frieren, Frösteln

▶ So wirkt die Anwendung:

kurz liegend:
wärmeentziehend
entzündungshemmend
gewebestraffend
schmerzlindernd

länger liegend:
schlaffördernd
vegetativ stabilisierend
blutdrucksenkend
herzentlastend
beruhigend

▶ Was Sie brauchen:

1 Leintuch (30×70 cm)
1 Baumwolltuch (34×70 cm)
1 Wolltuch (32×70 cm)
evtl. Zusätze (Seite 82 f.)

TIPP

Altes, leicht anzuwendendes Hausmittel.
Kleiner Aufwand, großer Effekt. Fieber ist keine Krankheit, sondern eine für die körperliche Abwehrfunktion nützliche Leistung! Der kurz liegende Wickel wird zur Wirkungssteigerung mehrfach hintereinander angewendet.

▶ So wird's gemacht:

❶ Leintuch in kaltes Wasser tauchen, leicht auswringen
❷ Tücher faltenlos straff um den Unterschenkel wickeln:
- auf der Haut: Leintuch
- darüber: Baumwolltuch
- darüber: Wolltuch

❸ gut zudecken und ruhen
❹ *Liegedauer:* ca. 15–20 Min. (lang wirkend); zur Fiebersenkung, Abschwellung, Schmerzlinderung kurz wirkend (ca. 5 Min. – den Wickel spätestens abnehmen, wenn er nicht mehr als kalt empfunden wird)

Lendenwickel kalt

▶ **Besonders geeignet bei:**

chronischer Stuhlverstopfung (Obstipation)
Magen- und Zwölffingerdarm-geschwüren
Magenschleimhautentzündung
Bauchkrämpfen (Ursachen klären lassen!)
Entzündungen der Gallenwege und der Bauchspeicheldrüse
Bluthochdruck
Einschlafstörungen

▶ **Vorsicht bei/nicht geeignet bei:**

Harnwegsinfekten
während der Menstruation

▶ **So wirkt die Anwendung:**

entkrampfend im Bauchraum
verdauungsfördernd
die Verdauungsorgane (Galle, Bauchspeicheldrüse) stabilisierend
schlaffördernd
entspannend
blutdrucksenkend (ca. 20 mmHg)
schmerzlindernd

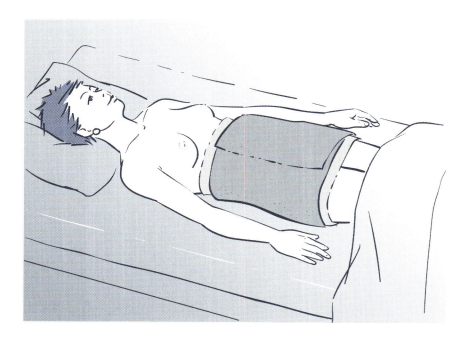

Lendenwickel kalt

▶ Was Sie brauchen:

1 Leintuch nass (40×190 cm)
1 Baumwolltuch (50×190 cm)
1 Wolltuch (45×190 cm)
mindestens 45 Min. Zeit

TIPP

Der Wickel darf bei fachgerechtem Anlegen und richtiger Reaktion nach 10 Minuten nicht mehr als kalt empfunden werden.
Falls er immer noch kalt erscheint, Wärme zuführen (Wärmflasche, warme Getränke).
Hilft auch das nicht: Wickel abnehmen.
Besonders bei großen Wickeln wie dem Lendenwickel darauf achten, dass sich keine Luftkammern bilden (ungleichmäßige Erwärmung bzw. ungünstige punktuelle Abkühlung) und der Wickel dicht liegt.

▶ So wird's gemacht:

❶ Tücher faltenlos straff um den Leib wickeln:
- auf der Haut: Leintuch
- darüber: Baumwolltuch
- darüber: Wolltuch

❷ *Platzierung:* Rippenbogen bis Mitte Oberschenkel
❸ gut zudecken
❹ *Liegedauer:* 45 bis 75 Minuten
❺ Nachruhe ist günstig

Nasse Strümpfe

▶ Besonders geeignet bei:

Einschlafstörungen
Krampfadern, Venenleiden

▶ Vorsicht bei/nicht geeignet bei:

akuten Harnwegsinfekten
Frieren, Frösteln
während der Menstruation

▶ So wirkt die Anwendung:

schlaffördernd
venentonisierend
beruhigend

▶ Was Sie brauchen:

1 Paar Leinenstrümpfe (spezielle Kneipp-Strümpfe fertig käuflich oder selbstgestrickt nach Anleitung Seite 168)
1 Paar lange Wollstrümpfe
evtl. Unterlage fürs Bett

> **TIPP**
>
> Mögliche Zusätze:
> – Quark: bei örtlichen Entzündungen, hautpflegend
> – Lehmwasser/Lehm
> – Retterspitz® (mit Arnika u. a.)

▶ So wird's gemacht:

❶ Leinenstrümpfe in kaltes Wasser tauchen, ausdrücken, anziehen, glattstreichen
❷ Wollstrümpfe darüber ziehen
❸ *Liegedauer:* als Einschlafhilfe: so lange sie als angenehm empfunden werden (evtl. auch die ganze Nacht liegen lassen)
bei Krampfader-Beschwerden oder gestauten Beinen sollten die Strümpfe früher abgenommen werden (bevor sie sich erwärmen)

Brustwickel heiß

▶ **Besonders geeignet bei:**

chronischer Bronchitis
beginnende akute Bronchitis
schmerzhaftem Husten

▶ **Vorsicht bei/nicht geeignet bei:**

Fieber

▶ **So wirkt die Anwendung:**

die Bronchien entkrampfend
schleimlösend, auswurffördernd

▶ **Was Sie brauchen:**

1 Leintuch nass (40×190 cm)
1 Baumwolltuch (48×190 cm)
1 Wolltuch (44×190 cm)

▶ **So wird's gemacht:**

❶ Tücher faltenlos straff um die Brust wickeln:
- auf der Haut: Leintuch, in heißes Wasser getaucht und ausgewrungen
- darüber: Baumwolltuch
- darüber: Wolltuch

❷ *Platzierung:* Achselhöhle bis eine Handbreit unter dem Rippenbogen

❸ *Liegedauer:* solange der Wickel als warm empfunden wird (ca. 30 Minuten)

TIPP

Sinnvoll ist es, zusätzlich Brust und Rücken mit einer Zubereitung aus ätherischen Ölen einzureiben, dann Anlegen des feuchtheißen Wickels.
Als Kräuterabsud ist Thymian geeignet (vertieft die Atmung, entspannt die Bronchien, steigert die Durchblutung).
Zur Reizverstärkung Kochsalz zugeben.

■ Wickel ■

Brustwickel kalt

▶ **Besonders geeignet bei:**

akuter Bronchitis
Lungen-, Rippenfellentzündung
(Absprache mit dem Arzt!)

▶ **So wirkt die Anwendung:**

entzündungshemmend
durch reaktive Wiedererwärmung
Durchblutungssteigerung im Brustraum
Sekretverdünnung in den Atemwegen
erleichtertes Abhusten
fiebersenkend
schmerzlindernd

▶ **Vorsicht bei/nicht geeignet bei:**

Frieren, Frösteln
sehr geschwächten Patienten

▶ **Was Sie brauchen:**

1 Leintuch nass (40×190 cm)
1 Baumwolltuch (48×190 cm)
1 Wolltuch (44×190 cm)

TIPP

Als Unterstützung zur Medikamentenbehandlung geeignet. Die Wärmeentwicklung ist das Behandlungsziel.

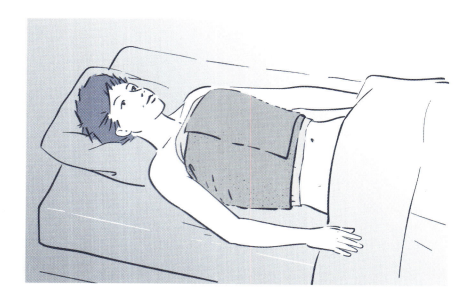

Brustwickel kalt

▶ **So wird's gemacht:**

❶ Tücher faltenlos straff um die Brust wickeln:
- auf der Haut: Leintuch, in kaltes Wasser getaucht und ausgewrungen
- darüber: Baumwolltuch
- darüber: Wolltuch

❷ *Platzierung:* Achselhöhle bis eine Handbreit unter dem Rippenbogen

❸ *Liegedauer:* bis gute Durchwärmung eingetreten ist (ca. 45–75 Minuten)

Wickel

■ Wickel

Halswickel kalt

▶ **Besonders geeignet bei:**

akuter Halsentzündung (Angina, Kehlkopfentzündung) (bewährt: Quarkzusatz)
leichter Schilddrüsenüberfunktion
Entzündungen im Nasen-Rachenraum, auch der Nasennebenhöhlen (akut und chronisch)

▶ **Vorsicht bei/nicht geeignet bei:**

aufkommenden Erkältungskrankheiten
ansteigendem Fieber (bei Wärmebedürfnis)

▶ **So wirkt die Anwendung:**

wärmeentziehend
entzündungshemmend
schmerzlindernd
abschwellend

▶ **Was Sie brauchen:**

1 Leintuch nass (10×70 cm)
1 Baumwolltuch (15×70 cm)
1 Wolltuch (12×70 cm)
ggf. Quark

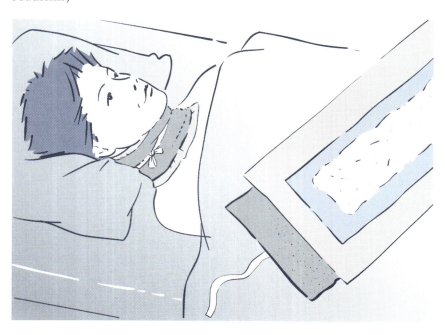

Halswickel kalt

▶ So wird's gemacht:

❶ Tücher faltenlos um den Hals wickeln:
- auf der Haut: Leintuch, in kaltes Wasser getaucht und leicht ausgewrungen (ggf. messerrückendick mit Quark bestreichen)
- darüber: Baumwolltuch
- darüber: Wolltuch

❷ Bettruhe während der Anwendung (auch wenn kein Fieber besteht!)

❸ *Liegedauer*:
- Bei *akuten* Prozessen abnehmen, wenn der Wickel nicht mehr als kalt empfunden wird.
- Wiederholen oder zweimal täglich (morgens und abends) anlegen.
- Bei *chronischen* Erkrankungen mehrere Wochen lang abends anlegen und über Nacht liegen lassen.

TIPP

Bei Schmerzzunahme während der Behandlung Wickel sofort abnehmen.
Bei Verwendung von Quark bewährt sich eine dünne Mullschicht zwischen Quark und Leintuch, das mit dem gebrauchten Quark weggeworfen werden kann.
Vorsicht: Quark nicht ans Wolltuch bringen – es verfilzt sonst.

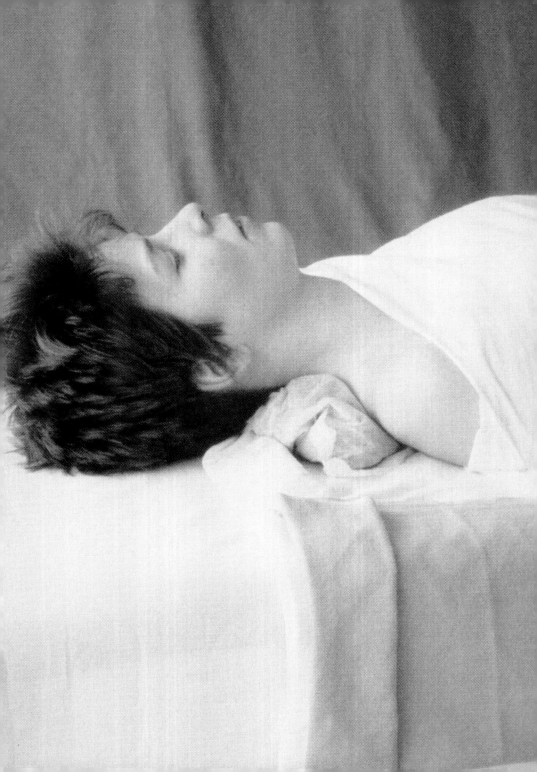

Packungen

Mit Packungen bringen Sie so gezielt wie intensiv Wärme oder Kälte an verspannte Muskelpartien oder – über Reflexwege – ins Körperinnere. Die tiefgreifende Wirkung entlohnt für den etwas höheren Aufwand!

Packungen

Heublumensack allgemein

Das »Voltaren« der Naturheilkunde

▶ **Besonders geeignet bei:**

nicht-entzündlicher Verspannung von Muskulatur (Hartspann) und Hohlorganen (z. B. Koliken der Gallenblase/-wege, im Magen-Darm-Bereich)
Verschleißerscheinungen (degenerativen Erkrankungen) von Wirbelsäule und Gelenken im nicht-entzündlichen Stadium
akuter und chronischer Bronchitis (auf Brust oder Rücken legen)

▶ **Vorsicht bei / nicht geeignet bei:**

Herz- und Kreislaufschwäche
Entzündungen im Behandlungsgebiet

▶ **So wirkt die Anwendung:**

örtlich sowie in der Tiefe, auch reflektorisch auf die darunter liegenden Organe:
entkrampfend/entspannend
durchblutungsfördernd
stoffwechselanregend
beruhigend
schmerzlindernd

▶ **Was Sie brauchen:**

1 Leinensack (30×50 cm)
Heublumen oder
Fertig-Heusack (Heupack »Heubatherm«)
Gummi- oder Plastiktuch als Nässeschutz

TIPP

Vorsicht Verbrennungsgefahr! Insbesondere bei zu hoher Dampfsättigung (wenn der Heusack zu feucht ist).
Heublumen sind die Pflanzenteile, die auf dem Boden eines Heustocks zurückbleiben; je nach Herkunft sind sie unterschiedlich zusammengesetzt.

▶ **So wird's gemacht:**

❶ Heusack zu zwei Dritteln mit Heublumen füllen, verschließen (zubinden, zunähen, ggf. Plastikreißverschluss, Plastikdruckknöpfe, Klettverschluss)
❷ Heusack unter fließendem Wasser anfeuchten
❸ in einen Kochtopf auf einen Siebeinsatz legen (zuvor unter den Siebeinsatz Wasser füllen), ca. 20 Minuten dämpfen

Heublumensack allgemein

❹ nach Entnahme (Gabel, Isolierhandschuhe) aufschütteln und Inhalt gleichmäßig verteilen

❺ vorsichtig (Verbrennungsgefahr!) anlegen und dann befestigen (s. S. 98 bzw. 100), um frühzeitiges Abkühlen zu vermeiden

❻ ggf. Gummi- oder Plastiktuch als Nässeschutz unterlegen

❼ *Liegedauer*: erst abnehmen, wenn der Heusack nicht mehr warm ist (ca. 45 Minuten bis eine Stunde). Anschließend noch ca. eine halbe Stunde Bettruhe

▶ **Variante: Heusack mit Wärmeträger**

Eine zeitgemäße Variante des Heusacks ist die Anwendung mit Wärmeträger, die das umständliche Dämpfen entbehrlich macht. Hierzu benötigt man eine Moorpackung (Größe des Heusacks, Dicke 2–3 cm, erhältlich in Apotheken oder Versandhandel, Adressen siehe Anhang) und einen Heusack. Die fest in Kunststoff eingeschweißte Moorpackung wird im Wasserbad auf 65 °C erhitzt. Der Heusack wird angefeuchtet (zimmerwarm), einige Stunden »ziehen« gelassen und auf die zu behandelnde Stelle gelegt, die erhitzte Moorpackung darüber; beides evtl. mit einem Tuch oder Schal fixieren. Moor hat den Vorteil, Wärme sehr lange zu halten und gleichmäßig abzugeben.

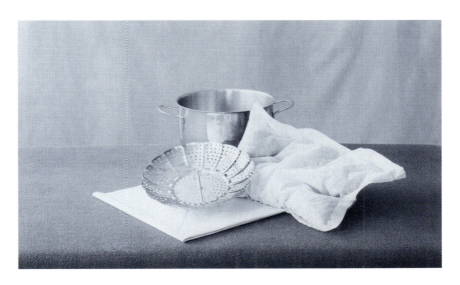

■ Packungen

Heublumensack im Nacken

▶ **Besonders geeignet bei:**

Verspannungen der Halswirbelsäule (HWS-Syndrom) und damit verbundene Beschwerden (z. B. Kopfschmerzen)
Mitbehandlung bei Tennisarm (Epikondylitis)

▶ **Vorsicht bei/nicht geeignet bei:**

Nervenentzündungen
Hautentzündung im Behandlungsgebiet

▶ **So wirkt die Anwendung:**

entkrampfend/entspannend
durchblutungsfördernd
beruhigend
schmerzlindernd
stoffwechselanregend

▶ **Was Sie brauchen:**

Heublumensack (siehe dort)
Schlafanzughose o. Ä. zum Befestigen
Gummi- oder Plastiktuch als Nässeschutz

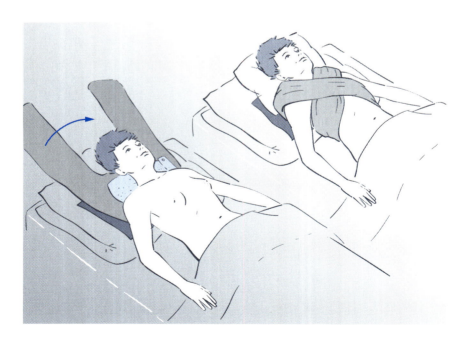

Heublumensack im Nacken

TIPP

Vorsicht Verbrennungsgefahr! Insbesondere bei zu hoher Dampfsättigung (wenn der Heusack zu feucht ist).

▶ **So wird's gemacht:**

❶ den vorbereiteten Heublumensack vorsichtig im Nacken anlegen (siehe Abbildung), ggf. Gummi- oder Plastiktuch als Nässeschutz unterlegen

❷ *Liegedauer:* Abnehmen, wenn der Heusack nicht mehr warm ist

Heublumensack an der Lendenwirbelsäule

▶ **Besonders geeignet bei:**

von der Lendenwirbelsäule ausgehenden Beschwerden
Arthrose im Hüftgelenk (Coxarthrose)

▶ **Vorsicht bei/nicht geeignet bei:**

akuter Ischiasnervenreizung (»Hexenschuss«)

▶ **So wirkt die Anwendung:**

entkrampfend/entspannend
durchblutungsfördernd
beruhigend
schmerzstillend
stoffwechselanregend

▶ **Was Sie brauchen:**

1 Heublumensack (siehe dort)
1 Baumwolltuch (50 × 190 cm)
1 Wolltuch (45 × 190 cm)

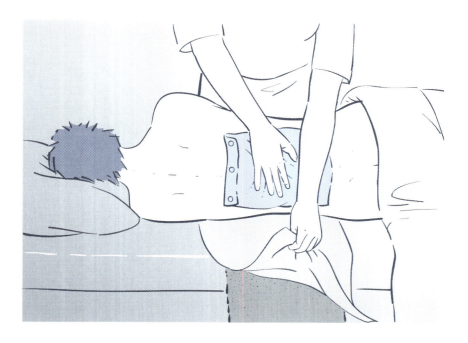

Heublumensack an der Lendenwirbelsäule

▶ **So wird's gemacht:**

❶ Anlegen des Heusackes in Seitenlage (siehe Abbildung)
❷ mit den Tüchern befestigen: zunächst Baumwolltuch straff und faltenlos um den Leib wickeln, darüber das Wolltuch
❸ zurückdrehen in Rückenlage (ggf. kann die Seitenlage auch beibehalten werden)
❹ *Liegedauer:* Abnehmen, wenn der Heusack nicht mehr warm ist

TIPP

Vorsicht Verbrennungsgefahr! Insbesondere bei zu hoher Dampfsättigung (wenn der Heusack zu feucht ist).
Hochlagern der Beine auf einer Stufe entlastet die Wirbelsäule zusätzlich.

Packungen

Dampfkompresse

▶ **Besonders geeignet bei:**

Verspannung der Wirbelsäulenmuskulatur (vor allem Hals- und Lendenbereich)
Bauchkrämpfen

▶ **Vorsicht bei/nicht geeignet bei:**

Entzündungen im behandelten Gebiet

▶ **So wirkt die Anwendung:**

entkrampfend/entspannend
durchblutungsfördernd
stoffwechselanregend
beruhigend
schmerzstillend

▶ **Was Sie brauchen:**

1 Leintuch, 180×80 cm, zwölffach gefaltet
kochendes Wasser
großes Handtuch zum Auswringen des Leintuches
1 Flanelltuch
Tücher zum Befestigen der Dampfkompresse
(siehe bei jeweiligem Wickel)

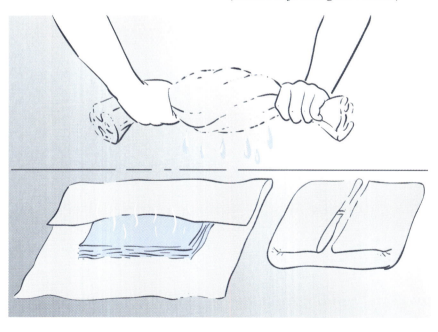

Dampfkompresse

▶ **So wird's gemacht:**

❶ das gefaltete Leintuch in kochend heißes Wasser tauchen
❷ das Leintuch aus dem heißen Wasser nehmen und im Handtuch auswringen
❸ die ausgewrungene Kompresse ins Flanelltuch einschlagen
❹ die Kompresse mit den vorbereiteten Wickeltüchern an der jeweiligen Stelle des Körpers befestigen
❺ *Platzierung*: je nach zu behandelndem Ort
❻ *Liegedauer*: Abnahme, wenn die Dampfkompresse nicht mehr warm ist
❼ anschließend eine bis eineinhalb Stunden (Bett-)Ruhe

> **TIPP**
>
> Vorsicht – Verbrennungsgefahr sowohl beim Auswringen als auch beim Auflegen!

Packungen

Packungen

Quarkauflage

▶ Besonders geeignet bei:

Entzündungen
- der Gelenke,
- der Venen,
- der Haut

stumpfen Verletzungen (Prellungen, Verstauchungen)

▶ So wirkt die Anwendung:

wärmeentziehend
entzündungshemmend
abschwellend
hautpflegend

▶ Was Sie brauchen:

3 Wickeltücher (Größe entsprechend der zu behandelnden Fläche):
1 Leintuch
1 Baumwolltuch
1 Wolltuch
1 Gazetuch, Verbandmull oder ein Stück Tüllgardinenstoff
Quark

▶ So wird's gemacht:

❶ Quark (Topfen) mit etwas Wasser zu einem geschmeidigen Brei rühren

❷ fingerdick auf das feuchte Leintuch auftragen und mit Gaze, Verbandsmull oder Tüllgardinenstoff abdecken

❸ auf zu behandelnde Stelle (Gelenk, Venen) auflegen, darüber das Baumwolltuch, abschließend das Wolltuch

❹ *Liegedauer:* für Wärmeentzug muss die Auflage entfernt werden, bevor sie sich erwärmt, ggf. dann mehrfach wiederholen. Sonst bis zum Trockenwerden liegenlassen

Herzkompresse kalt

▶ Besonders geeignet bei:

allgemeiner Unruhe, Erregung Herzklopfen, Herzjagen (auch während einer Anwendung, z. B. Heusack)
nervösen Herzbeschwerden Kreislaufbeschwerden bei heißer Umgebungstemperatur

▶ Vorsicht bei/nicht geeignet bei:

Durchblutungsstörungen des Herzens, Angina pectoris

▶ So wirkt die Anwendung:

dämpfend, beruhigend
herzfrequenzsenkend

▶ Was Sie brauchen:

1 Leintuch nass (20×20 cm, achtlagig)
1 Baumwolltuch
1 Wolltuch

TIPP

Auch mehrmals nacheinander anwendbar.

▶ So wird's gemacht:

❶ Leintuch in kaltes Wasser tauchen und leicht auswringen
❷ auf Herzgegend (linke vordere Brustseite) auflegen, darüber: Baumwolltuch, abschließend: Wolltuch
❸ *Liegedauer:* ca. 10 bis 15 Minuten

■ Packungen

Leibauflage heiß

▶ **Besonders geeignet bei:**

Blähungen
Krämpfen im Bauchraum (abklären lassen!)

▶ **Vorsicht bei/nicht geeignet bei:**

Entzündungen im Bauchraum

▶ **So wirkt die Anwendung:**

krampflösend
durchblutungsfördernd

TIPP

Vorsicht Verbrennungsgefahr, sowohl beim Auswringen als auch beim Auflegen der Auflage!

▶ **Was Sie brauchen:**

1 Leintuch (30 × 190 cm)
1 Baumwolltuch (50 × 190 cm)
1 Wolltuch (45 × 190 cm)
kochendes Wasser (ca. 1 bis 2 Liter)

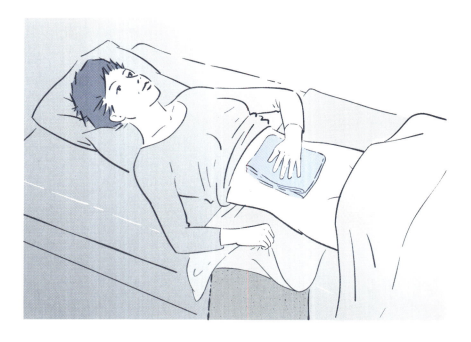

Leibauflage heiß

Handtuch zum Auswringen des Leintuches

▶ **So wird's gemacht:**

❶ achtfach gefaltetes Leintuch in kochendes Wasser eintauchen, abtropfen lassen, in Handtuch einrollen und kräftig auswringen

❷ vorsichtig auf den Leib legen (Nabel in Mitte) und mit bereitgelegten Tüchern befestigen (siehe Lendenwickel, S. 86)

❸ *Liegedauer:* solange die Auflage als warm empfunden wird

■ Packungen

Leibauflage kalt

▶ **Besonders geeignet bei:**

Verstopfung, Darmträgheit, insbesondere bei schlaffem (atonischem) Darm
Fieber

▶ **Vorsicht/nicht geeignet:**

während der Menstruation
bei Blasenentzündung

▶ **So wirkt die Anwendung:**

die Darmbewegungen anregend
verdauungsfördernd
durchblutungsfördernd (im Bauchraum)
entzündungshemmend

▶ **Was Sie brauchen:**

1 Leintuch (40×190 cm)
1 Baumwolltuch (50×190 cm)
1 Wolltuch (45×190 cm)
kaltes Wasser (ca. ein bis zwei Liter)

▶ **So wird's gemacht:**

❶ achtfach gefaltetes Leintuch in kaltes Wasser eintauchen und kräftig auswringen
❷ auf den Leib legen (Nabel in Mitte) und mit bereitgelegten Tüchern befestigen (siehe Lendenwickel, S. 86)
❸ *Liegedauer:* 45 bis 75 Minuten (orientiert am Wohlbefinden)

Heiße Rolle

Praktische, moderne Kneipp-Abwandlung

▶ **Besonders geeignet bei:**

Verspannungen in der Schulter oder im gesamten Wirbelsäulenbereich, »steifem Hals«, Kopfschmerzen aufgrund von Verspannungen der Halswirbelsäule schmerzhaftem oder festsitzendem Husten, Reizhusten

▶ **Vorsicht bei/nicht geeignet bei:**

akut entzündlicher Nervenreizung Gürtelrose

▶ **So wirkt die Anwendung:**

muskelentspannend
durchblutungsfördernd
schmerzlindernd
schleimlösend

▶ **Was Sie brauchen**

2–3 Frotteehandtücher
1 Handtuch, halbleinen
heißes Wasser

Als Zusatz können Sie Bronchialbalsam ins heiße Wasser geben (die frei werdenden ätherischen Öle werden inhaliert und verstärken die Wirkung).

▶ **So wird's gemacht:**

❶ Handtuch längs zur Hälfte falten, straff zu einer Rolle wickeln
❷ danach die Frotteetücher (ebenfalls der Länge nach gefaltet) nacheinander leicht schräg um die Rolle wickeln, so dass an einem Rollende ein kleiner Trichter entsteht
❸ Patient legt sich bäuchlings ins Bett
❹ heißes Wasser (ca. ¾ Liter, ca. 85 °C) langsam in den vorher gebildeten Trichter gießen; die Rolle erwärmt sich von innen her
❺ Nur soviel Wasser eingießen, bis sich die äußere Tuchschicht erwärmt
❻ Temperatur prüfen, falls zu heiß, die Rolle wie ein »Bonbon« in ein weiteres trockenes Handtuch wickeln; dadurch entstehen an den Rollenenden Handgriffe, sodass die Rolle an diesen Enden gefasst und dann über den Körper gerollt werden kann
❼ Wenn die äußeren Schichten abkühlen, allmählich die Rolle aufwickeln (Gegenrolle bilden, bzw. entfernen), dadurch stehen stets gut erwärmte Oberflächen zur Verfügung
❽ Die Rolle unter stetem Bewegen massierend über die zu behandelnden Partien abrollen
❾ gut zugedeckt nachruhen

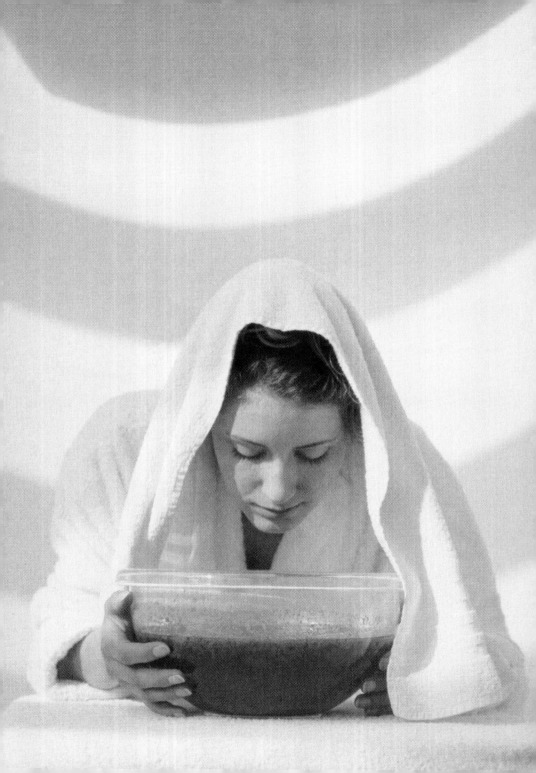

Dämpfe

Dämpfe kombinieren ideal die Wirkung eines Temperaturreizes mit den Effekten von Heilkräutern oder ätherischen Ölen. Ob für die Schönheit oder für die Gesundheit – dieses Hausmittel sollten Sie öfter einmal anwenden.

Dämpfe

»Wie unsere sämtlichen Wasseranwendungen, so wirken auch die Dämpfe in der gelindesten Form und deshalb durchaus unschädlich und ungefährlich.

Gleichwohl erheischt die Anwendung der Wasserdämpfe große Vorsicht. Was den Kranken, der richtig und nach Vorschrift anwendet, gesund macht, kann bei Nachlässigkeit und Sichgehenlassen einen Gesunden krank machen.«

Sebastian Kneipp, Meine Wasserkur, 1888

Dämpfe sind Heißanwendungen mit therapeutischem Charakter, die sich sehr gut für den Hausgebrauch eignen. Sie wirken durch die Wärme durchblutungsverbessernd, krampf- und schleimlösend. Durch Inhalation werden hier die Atemwege auch direkt angesprochen, nicht nur über indirekte Wirkungen wie bei Wickeln, Güssen oder Teilbädern.

Sowohl akute wie auch chronische Erkrankungen lassen sich mit Dämpfen behandeln. Aufgrund der guten Durchführbarkeit und der Vielfalt der Anwendungsmöglichkeiten sei hier vor allem der Kopfdampf dargestellt.

Ätherische Öle kommen noch stärker als bei (Teil-)Bädern im Dampfbad gut zur Wirkung. Sie brauchen hier nicht wie bei Wickeln oder Bädern eigens einen Absud vor der Anwendung herzustellen, sondern geben das in Frage kommende Heilkraut (frisch oder getrocknet, kleingeschnitten) direkt in das Gefäß, in das Sie auch das Wasser für die Dampfentwicklung geben.

Dampfbäder erfordern wegen ihrer hohen Temperatur einige Sorgfalt, sind bei entsprechenden Vorsichtsmaßnahmen aber auch schon für Kinder geeignet. Ein Erwachsener muss dabei aber immer zugegen sein. Empfindlicher Haut sollte nach dem Dampfbad eine gute Pflege zuteil werden, da heißer Dampf besonders viel Fett und Feuchtigkeit herauslöst. Dennoch ist ein heißes Dampfbad ein exzellentes Schönheitsmittel, das neben seinen Wirkungen auf die Schleimhäute der oberen Atemwege natürlich direkt auf die Gesichtshaut einwirkt und sie in ihrer Regeneration unterstützt. Nicht umsonst kommt Dampf bei jeder kosmetischen Gesichtsbehandlung zum Einsatz!

> ## Wohltuende Zusätze:
>
> **Kamillenblüten** (ca. eine Hand voll) oder Kamillentee-Beutel (vier Stück auf fünf Liter Wasser) oder Fertigpräparate: z. B. Kamillosan, Perkamillon.
> Wirkung: entzündungshemmend auf Haut (z. B. bei Akne vulgaris) und Schleimhäute (chronische Entzündungen der Atemwege)
> **Thymian** (ca. eine Hand voll).
> Wirkung: schleimlösend, Atemwege freimachend, fördert das Abhusten
> **Pfefferminze, Eukalyptus, Fichtennadeln,** als getrocknetes Heilkraut oder ätherisches Öl – dann aber sparsam dosieren (gemäß Herstellerhinweis).
> Wirkung: atmungsvertiefend, schleimlösend, durchblutungssteigernd in den Atemwegen

Kopfdampf

▶ **Besonders geeignet bei:**

Nebenhöhlenentzündungen (akut und chronisch, auch eitrig)
degenerativen Schleimhauterkrankungen der oberen Luftwege sowie im Nasen- und Rachenraum
Hautunreinheiten, Akne vulgaris
gefäßbedingtem (vasomotorischem) Kopfschmerz
Erkältungen, Schnupfen, Husten, Heiserkeit

▶ **Vorsicht bei/nicht geeignet bei:**

grünem Star
grauem Star
entzündlichen Hauterkrankungen (außer Akne vulgaris)
starker Arterienverkalkung
starkem allgemeinem Schwächezustand

▶ **So wirkt die Anwendung:**

schleimlösend
sekretionsfördernd
entzündungswidrig
durchblutungsfördernd
hautreinigend
schweißtreibend
stoffwechselanregend
krampflösend
schmerzstillend

▶ **Was Sie brauchen:**

Topflappen
kochendes Wasser (drei bis fünf Liter)
Schüssel oder Topf
1 Laken
1 große Wolldecke
Zusätze (siehe unten)
die Schüssel überragenden Rost zum Schutz

> **TIPP**
>
> **Wichtig:**
> Anwendung am besten nachmittags, ca. 15 bis 17 Uhr; mehrmals täglich bis dreimal in der Woche. Auf warme Füße achten (nicht auf kaltem Boden)!
> Am besten in Gegenwart einer weiteren Person: vor allem bei Kreislauflabilen besteht Kollapsgefahr! Bei Krankheiten nur auf ärztliche Verordnung anwenden. Zusätze siehe vorangehende Seite.

▶ **So wird's gemacht:**

❶ drei bis fünf Liter Wasser im Kochtopf zum Sieden bringen
❷ den Topf am besten auf einem Hocker (gegebenenfalls vor dem

Kopfdampf

Bett) platzieren, zur Sicherheit möglichst einen Rost (Lattenrost, Pfannen-Spritzsieb – wird jedoch heiß) über den Topf legen
❸ die Zusätze (z. B. ätherische Öle) dem Wasser hinzufügen
❹ für möglichst bequeme Sitzhaltung ohne Einschnürung sorgen, den entkleideten Oberkörper über den Topf beugen
❺ Kopf und Oberkörper mit Leintuch und Wolldecke so abdecken, dass möglichst kein Dampf entweichen kann

❻ *Dauer:* acht bis zehn Minuten (gegebenenfalls bis 20 Minuten) lang die Dämpfe durch Mund und Nase einatmen
❼ anschließend Gesicht mit Wasser von indifferenter Temperatur (= Hauttemperatur) abwaschen
❽ bei degenerativen und chronischen Erkrankungen kalte Abgießung des Gesichts (oder Gesichtsguss)
❾ anschließend etwa eine Stunde Bettruhe
❿ keinesfalls sofort an die kühle Luft gehen

Dämpfe

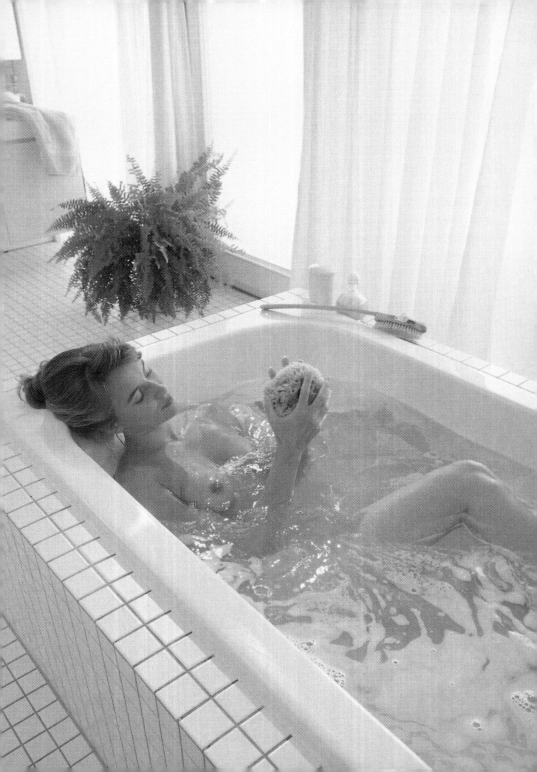

Bäder

Ein warmes Bad – Inbegriff von Entspannung und Luxus! Spielen Sie aber auf der ganzen Klaviatur der Kneipp-Möglichkeiten mit warmen, kalten, ansteigenden oder wechselwarmen Teilbädern, kundig kombiniert mit bewährten Heilkräutern.

Bäder

»Wie vom Kopf bis zum Fuß verschiedene Körperteile sind, die ihren eigenen Namen tragen, so sind auch die Gießungen, angefangen vom Kopfguß bis zum Fußguß, den einzelnen Körperteilen angemessen und nach diesen benannt.

Ganz so verhält es sich mit den Bädern, die bei anderer Anwendung auch eine andere Wirkung hervorbringen, und deren eine große Anzahl, verschieden in der Anwendung und verschieden in der Wirkung, angeführt werden.«

Sebastian Kneipp, Mein Testament, 1895

Die im Rahmen der Kneipp-Anwendungen üblichen Bäder sind Teil- oder Vollbäder, zumeist mit pflanzlichen Wirkstoffen versetzt.

Nach der **Flächenausdehnung** der vom Wasser benetzten Körperoberfläche unterscheidet man Vollbäder, Dreiviertelbäder, Halbbäder, Sitzbäder, Armbäder (bis Mitte Oberarm), Fußbäder (Unterschenkel).

Nach der **Temperatur** unterscheidet man

- warme Bäder (36 bis 38 °C)
- kalte Bäder (bis 18 °C)
- Wechselbäder (warm/kalt)
- temperaturansteigende Bäder (indifferent bis 39 °C)

Die **übliche Badedauer** beträgt für

- warme Voll- und Teilbäder 10 bis 20 Minuten
- Wechselbäder 5 Minuten warm, 10 Sekunden kalt (wiederholen)
- temperaturansteigende Bäder klassisch 20 bis 25 Minuten (ohne nachfolgende Kaltanwendung)
- temperaturansteigende Bäder modifiziert 8 bis 12 Minuten (mit nachfolgender Kaltanwendung)
- kalte Bäder 6 bis 30 Sekunden

Die **Reizstärke** der Bäder richtet sich nach

- der Dauer
- der Flächenausdehnung

- der Temperatur
- der individuellen Reaktionslage/Belastbarkeit

Wirkfaktoren bei Bädern

Die **physikalischen** Wirkfaktoren sind Temperatur, hydrostatischer Druck und Auftrieb.

- *Warme Bäder* wirken entspannend und durchblutungssteigernd. Sie öffnen die Hautgefäße, sodass bis zu 1,5 Liter Blut in die Haut gelangen, steigern die Schweißsekretion, dicken das Blut ein (dadurch entsteht eine Sogwirkung mit Entschlackung der Körperzellen und des Zwischenzellraumes), senken den Säurespiegel im Gewebe und regen die Darmbewegungen (Peristaltik) an. Die Wirkungen treten nicht nur in der Haut des gebadeten Bezirks, sondern auch in Organen ein, die über Nervenbahnen indirekt mit diesem Hautareal verknüpft sind (Beispiel: Beziehung Arm – Lunge).
- *Kalte Bäder* stimulieren den Sympathikus, d. h. sie regen an, die Blutgefäße in der Peripherie verengen sich, sodass in zentralen Organen die Durchblutung gesteigert wird; die Darmbewegungen vermindern sich.
- Durch das Gewicht des Wassers (hydrostatischer Druck) werden Venen und Lymphgefäße zusammengedrückt und die in ihnen befindliche Blutmenge in die inneren Organe verlagert (Vorsicht bei Herzleistungsminderung – zusätzliche Herzbelastung!).
- *Auftrieb* des Wassers führt zur Entlastung des Bewegungsapparates, was bei Gelenkleiden besonders günstig ist.

Außerdem kommen chemische und psychologische Wirkfaktoren zum Tragen:

- die Haut nimmt die aus *Badezusätzen* freigesetzten Essenzen auf.
- Bäder führen je nach Zusatz und Temperatur *Entspannung* oder *Anregung* herbei und sorgen damit nicht nur für körperliches, sondern auch für seelisches Wohlbefinden.

Badezusätze

Badezusätze sind als Extrakte, Öle oder Salze erhältlich. Für das häusliche Wannenbad sind Badeöle wegen der einfacheren Handhabung und leichteren Reinigung der Wanne zu empfehlen. Für Teilbäder in speziellen Behältern (Arm- und Fußbadewannen) sind auch Extrakte möglich. Sie können Kräuterzusätze auch selbst als Absud herstellen, was allerdings zeitraubender ist.

Pflanzliche ätherische Öle werden entweder als Badesalze – an Kochsalz oder Meersalz gebunden – verwendet oder sind in Form der Badeöle mit rückfettenden Ölen versetzt.

Badezusätze wirken über die

- Anlagerung an die Haut
- Einlagerung in die Haut
- Durchdringung der Haut mit Übergang ins Blut

Ätherische Öle werden auch über die Atemwege aufgenommen und wirken über die Geruchsnerven auf die Stimmung ein.

Ölbäder. Pflanzenauszüge sind an hautfreundliche Verteilerstoffe (Emulgatoren), Fette, Rückfetter und Öle gebunden.

Eigenschaften:
- keine Allergieerscheinungen
- Wannenreinheit
- leichte Anwendbarkeit zu Hause, im Kurort und auf Reisen

Badesalze sind Kombinationen aus Salzen und ätherischen Ölen.

Eigenschaften:
- zusätzlich zum Effekt des ätherischen Öles Wirkungsverstärkung durch das Salz
- leicht austrocknend (erwünscht bei zu fettiger Haut)

Bitte beachten: Manche Badeextrakte, z. B. Eichenrinde, Zinnkraut, enthalten Inhaltsstoffe, die die Wanne verschmutzen.

Badezusätze

● **Tab. 7: Die wichtigsten Pflanzenextrakte**

Extrakt aus	Wirkung	Heilanzeige
Baldrianwurzel	beruhigend	Schlaflosigkeit, nervöse Unruhe
Chlorophyll	geruchs- und entzündungshemmend	Wundheilung, entzündliche Hautkrankheiten
Fichtennadel	durchblutungsfördernd, anregend, auswurffördernd	Bronchitis (Inhalation während des Bades bzw. Aufnahme durch die Haut wie bei Bronchialbalsam), nervöse Funktionsstörungen (vegetative Dystonie), Durchblutungsstörungen, Muskelatrophien
Hopfen	beruhigend, durchblutungsfördernd	leichte Schlaflosigkeit, nervöse Beschwerden, allgemeine Erschöpfung
Eichenrinde	zusammenziehend (adstringierend)	chronische Ekzeme, Hautgeschwüre, Hämorrhoiden
Haferstroh	entzündungshemmend	Entzündungen der Haut
Kamillenblüten	entzündungswidrig, krampflösend	Wundbehandlung, Dermatitis, Ekzem, Analfissuren
Melissenblätter	beruhigend	leichte Schlaflosigkeit, Nervosität
Molke	stabilisiert den Säureschutzmantel der Haut, entzündungshemmend	Ekzem, Juckreiz, strapazierte Haut, Scheideninfektion mit Pilzen
Lavendelblüten	durchblutungsfördernd, beruhigend	rheumatische Erkrankungen, Juckreiz, Nervosität
Rosmarinblätter	durchblutungsfördernd, krampflösend, anregend	Muskelschmerzen, niedriger Blutdruck
Rosskastanie	venentonisierend, entzündungshemmend, entstauend	venöse Stauungen, Hämorrhoiden, Unterschenkelgeschwür (Ulcus cruris)
Schachtelhalm (Zinnkraut)	wundheilungsfördernd	Wundbehandlung, Verbrennungen Unterschenkelgeschwür (Ulcus cruris), Wundliegen (Dekubitus)
Thymiankraut	auswurffördernd	Bronchitis
Wacholder	durchblutungsfördernd	rheumatische Erkrankungen, Muskelverspannungen
Weizenkleie	entzündungswidrig, juckreizstillend	oberflächliche Wundbehandlung, Nesselsucht, Wundliegen (Dekubitus)

Bäder

Armbad kalt

»Die Tasse Kaffee der Naturheilkunde« – beruhigt das nervöse Herz, regt den Geist an!

▶ **Besonders geeignet bei:**

Abgeschlagenheit, Müdigkeit körperlicher und geistiger Erschöpfung
nervösem Herzjagen, Herzklopfen, Herzstichen ohne organische Herzkrankheit
Tennis-, Golfellenbogen (Epikondylitis) zur Schmerzdämpfung
niedrigem Blutdruck (schlafffördernd)
hohem Blutdruck (blutdrucksenkend)

▶ **Vorsicht bei/nicht geeignet bei:**

Angina pectoris
organischen Herzkrankheiten
kalten Händen (vorher erwärmen!)
Gefäßkrämpfen in den Händen (Raynaud-Syndrom)

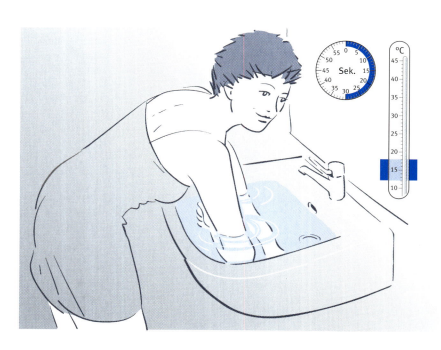

Armbad kalt

▶ **So wirkt die Anwendung:**

am Herzen schlagfrequenzsenkend, beruhigend
erfrischend, anregend ohne aufzuregen

▶ **Was Sie brauchen:**

Armbadewanne
(gegebenenfalls Waschbecken, Brunnentrog)

TIPP

Nicht mit kalten Händen ins kalte Wasser!
Zeitpunkt der Anwendung: am besten in den frühen Nachmittagsstunden.

▶ **So wird's gemacht:**

❶ Gefäß mit kaltem Wasser füllen, Temperatur: so kalt wie möglich (ca. 12 bis 18 °C)

❷ Arme bis Mitte Oberarm eintauchen

❸ *Dauer:* bis 30 Sekunden, je nach Wassertemperatur, bis zum Eintreten von Kältegefühl/Kälteschmerz

❹ danach Wasser nur abstreifen, nicht abtrocknen, dadurch wird die Reizstärke vergrößert und verlängert (Verdunstungskälte)

❺ Arme bewegen (pendeln), bis Wärmegefühl eintritt

Bäder

Armbad warm

entkrampft (lindert Verkrampfungen an Herz, Lunge und Bewegungsapparat)

▶ Besonders geeignet bei:

örtlichen, nicht akut entzündlichen rheumatischen Beschwerden
Arthrosen der Hände (Heberden-, Rhiz-, Bouchard-Arthrose)
»nervösem« Herz, leichter Herzenge
Bronchitis
chronisch kalten Händen

▶ Vorsicht bei/nicht geeignet bei:

Lymphstau, Lymphödem des Armes (Anwendung am nicht betroffenen Arm möglich)
Bluthochdruck

▶ So wirkt die Anwendung:

Arthrose: die Beweglichkeit verbessernd
Herz: beruhigend, krampflösend
Lunge: bronchienentkrampfend, -erweiternd, schleimlösend
Haut: entzündungshemmend

▶ Was Sie brauchen:

Armbadewanne (Waschbecken)
Zusätze:
- bei Arthrosen: Heublumen, Fichte, Latschenkiefer
- bei Bronchitis: Thymian
- bei Entzündungen: Kamille

▶ So wird's gemacht:

❶ bequeme Sitzhaltung einnehmen
❷ Gefäß mit warmem Wasser füllen, Temperatur 36 bis 38 °C
❸ Arme bis Mitte Oberarm eintauchen (bei Arthrosen die Hände im Wasser bewegen)
❹ *Dauer:* 15 bis 20 Minuten, die allmähliche Abkühlung durch Zugabe warmen Wassers ausgleichen
❺ danach abtrocknen

Armbad temperaturansteigend

▶ **Besonders geeignet bei:**

Durchblutungsstörungen des Herzens, Angina pectoris
Zustand nach Herzinfarkt (bei Vermeidung von Wärmestau und Schweißausbruch eventuell auch schon bei bettlägerigen Patienten nach Herzinfarkt einsetzbar – nur nach ärztlicher Verordnung!)
Bluthochdruck (Hypertonie) leichteren Grades
Herzschwäche (Herzinsuffizienz)
gefäßbedingten (vasomotorischen) Kopfschmerzen
Asthma bronchiale, Bronchitis (z. B. mit Thymianzusatz)
Infekte der oberen Atemwege (z. B. mit Kamille- oder Thymianzusatz)
arteriellen Durchblutungsstörungen der Beine (Ausnutzung der Fernwirkung und Mitreaktion der Beingefäße)
Morbus Sudeck Stadium II (Stoffwechselstörung am Arm nach Verletzung, Knochenbruch u. a.)
örtlichen, nicht akut-entzündlichen rheumatischen Beschwerden

▶ **Was Sie brauchen:**

Armbadewanne oder Waschbecken mit Überlauf
Zusätze (siehe Armbad warm)

▶ **Vorsicht bei/nicht geeignet bei:**

Lymphstau, Lymphödem der Arme (Anwendung am anderen Arm möglich)
Lähmungen
Venenleiden der Arme

▶ **So wirkt die Anwendung:**

Gefäßerweiterung in Arm, Kopf, Brust; dadurch auch zentrale Kreislaufentlastung
Verbesserung der Herzdurchblutung auf reflektorischem Wege
Verbesserung der Beweglichkeit

▶ **So wird's gemacht:**

❶ bequeme Sitzhaltung einnehmen
❷ Beginn eventuell erst rechts, später beiderseits
❸ Gefäß mit Wasser füllen, Temperatur ca. 33 °C (hautwarm)
❹ Steigerung der Temperatur innerhalb von 15 bis 20 Minuten bis 39 °C
❺ danach: abtrocknen
❻ 15 bis 30 Minuten Bettruhe

Keine kalte Nachbehandlung!

Wechselarmbad

Regt an – nicht auf!

▶ **Besonders geeignet bei:**

Kreislaufstörungen, vor allem bei niedrigem Blutdruck
Durchblutungsstörungen der Arme und Beine
Bluthochdruck (Hypertonie) leichteren Grades
Arthrosen (Rhizarthrose, Bouchard, Heberden)
Atemwegsinfekten
Erschöpfung
chronischen Pilzerkrankungen der Hände
Schrunden (Rhagaden)
juckendem (dyshidrotischem) Handekzem

▶ **Vorsicht bei/nicht geeignet bei:**

Angina pectoris
organischen Herzkrankheiten
Gefäßkrämpfen

▶ **So wirkt die Anwendung:**

gefäßtrainierend
durchblutungsfördernd
vegetativ stabilisierend

▶ **Was Sie brauchen:**

Zwei Armbadewannen (Waschtröge oder Ähnliches) gegebenenfalls Zusätze

TIPP

Zusätze (in das Gefäß mit *warmem* Wasser geben!)
- bei Kreislaufstörungen: Rosmarin
- bei Arthrosen: Fichte
- bei Bronchitis: Thymian
- bei rheumatischen Erkrankungen: Heublumen
- bei Pilzinfektion: Kamille, Molke

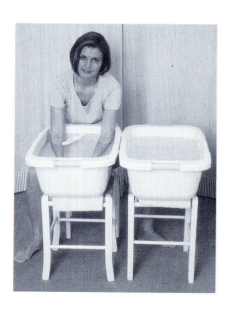

Wechselarmbad

▶ **So wird's gemacht:**

❶ bequeme Sitzhaltung einnehmen

❷ die Gefäße füllen
warm: 36 bis 38 °C (eventuell mit Zusatz)
kalt: bis max. 18 °C (so kalt wie möglich; ohne Zusatz)

❸ *Zeitablauf*:
warm: 5 Minuten
kalt: 10 Sekunden
einmal wiederholen:
warm: 5 Minuten
kalt: 10 Sekunden

❹ danach: Bewegung oder Bettruhe

Fußbad kalt

▶ **Besonders geeignet bei:**

Venenleiden: Schwere, müde Beine, Krampfadern (Varikosis), Zustand nach Venenentzündung (Thrombophlebitis)
arteriellen Durchblutungsstörungen (ohne Ruheschmerz; Wiedererwärmung äußerst wichtig)
Überhitzung
Einschlafstörungen
akutem Gichtanfall
Knöchelprellung
Herzneurose, Herzkrämpfen, funktionellen Herzschmerzen ohne Organerkrankung
Sudeck Stadium I (Stoffwechselstörung nach Verletzung, Knochenbruch u. a. am Bein)
Kopfschmerzen
Nasenbluten

▶ **Vorsicht bei/nicht geeignet bei:**

akuten Harnwegsinfekten (Nieren-, Blasenleiden)
Frieren/Frösteln, kalten Füßen
Kälteallergie
Durchblutungsstörungen des Herzens
massivem Bluthochdruck
akuter Ischiasnervenreizung
arteriellen Durchblutungsstörungen schwereren Grades (mit Ruheschmerz oder Gewebsuntergang)

▶ **Wirkung**

infektvorbeugend, abhärtend
schlaffördernd
venenstraffend
abschwellend
reaktiv durchblutungssteigernd

▶ **Was Sie brauchen:**

Fußbadewanne
(oder entsprechendes Gefäß, z. B. Farb- oder Maleimer)
ca. 3 Min. Zeit

TIPP

Immer nur mit warmen Füßen ausführen!

▶ **So wird's gemacht:**

❶ Platzierung des Gefäßes am besten in der Badewanne (dadurch leichtes Füllen und leichtes Leeren!)
❷ Gefäß mit kaltem Wasser füllen
❸ Temperatur: so kalt wie möglich (ca. 12–18 °C)
❹ *Dauer:* ca. 15 Sek. bis 1 Min.
❺ danach: Wasser nur abstreifen, nicht abtrocknen!
❻ Wiedererwärmung wichtig, aktiv durch Gehen oder passiv im Bett (ggf. mit Socken)

Fußbad warm

Für Wärmebedürftige!

▶ **Besonders geeignet bei:**

Schlafstörungen (abends vor dem Schlafengehen)
chronischen Infekten der oberen Luftwege (v. a. im Nasen-Rachenbereich, Nebenhöhlenentzündungen)
Abwehrschwäche
Verstopfung
vermehrtem Fußschweiß
Vorbereitung zur Fußpflege (Pediküre)
chronisch kalten Füßen
Nachbehandlung von Zerrungen, Prellungen

▶ **Vorsicht bei/nicht geeignet bei:**

Krampfadern und -entzündungen
hohem Blutdruck (Hypertonie)
diabetischem Fuß

▶ **So wirkt die Anwendung:**

durchblutungsfördernd
schlaffördernd
beruhigend
reflektorisch entspannend auf Bauch- und Beckenorgane

▶ **Was Sie brauchen:**

Fußbadewanne
(oder entsprechendes Gefäß, z. B. Farb- oder Maleimer)

TIPP

Bei Krampfadern Wasserspiegel nur bis zum Knöchel!

▶ **So wird's gemacht:**

❶ Platzierung des Gefäßes am besten in der Badewanne (dadurch leichtes Füllen und leichtes Leeren!)
❷ Gefäß bis unters Knie mit Wasser füllen, bei Venenleiden nur bis eine Handbreit über dem Knöchel
❸ Temperatur: ca. 36–38 °C (ggf. höher)
❹ danach: kurzer kalter Abguss (Knieguss oder kaltes Fußbad) empfehlenswert, Temperatur ca. 12–18 °C

Fußbad temperaturansteigend

Führt intensiv Wärme zu – der *Erkältete* braucht *Wärme*!

▶ **Besonders geeignet bei:**

akuten und chronischen Harnwegsinfekten
Erkältungskrankheiten im Anfangsstadium (Niesen, Halskitzeln, Frösteln, Unwohlsein)
chronischen Nasennebenen- und Stirnhöhlenentzündungen
Störungen im Wärmehaushalt (chronisch kalte Füße)
gefäßbedingten (vasomotorischen) Kopfschmerzen
Sudeck Stadium II (Stoffwechselstörung nach Verletzungen, Knochenbrüchen u. a. der Beine)
örtlichen nicht akut entzündlichen rheumatischen Beschwerden
hohem Blutdruck leichteren Grades
Herzschwäche (-insuffizienz) (im behandelbaren Stadium)
Gefäßkrämpfen
Menstruationsbeschwerden

▶ **Vorsicht bei/nicht geeignet bei:**

Krampfadern (Varikosis)
Venenentzündung (Thrombophlebitis)
Herzbeschwerden
schwereren arteriellen Durchblutungsstörungen (Ruheschmerz oder Gewebsuntergang), evtl. Anwendung nur am gesunden Bein (Ausnutzung der gleichsinnigen Mitreaktionen am kranken Bein = konsensuelle Reaktion)
diabetischem Fuß

▶ **So wirkt die Anwendung:**

sofortige örtliche Überwärmung
Mehrdurchblutung mit reflektorischer Wirkung auf die Unterleibsorgane (Urogenitaltrakt) und auf die Schleimhäute im Nasen-Rachenraum

▶ **Was Sie brauchen:**

1 Fußbadewanne oder entsprechend großes Gefäß
ggf. Zusätze (s. o.)

▶ **So wird's gemacht:**

❶ Platzierung des Gefäßes am besten in der Badewanne (dadurch leichtes Füllen und leichtes Leeren!)
❷ Füllen des Gefäßes mit Wasser, Temperatur: ca. 33 °C ± 1 °C (hautwarm)

Fußbad temperaturansteigend

❸ Steigerung der Temperatur innerhalb von 15–20 Min. bis 39 °C, evtl. 40–42 °C
❹ anschließend abtrocknen
❺ 15–30 Min. Bettruhe

TIPP

Hervorragende Wirkung bei Erkältungskrankheiten im Anfangsstadium (Thymian in das laufende Wasser geben).

Bäder

■ Bäder

Wechselfußbad

Regt den Kreislauf an, verhindert Infekte.

▶ **Besonders geeignet bei:**

chronisch kalten Füßen
niedrigem Blutdruck (Hypotonie)
chronischen Erkältungskrankheiten, Infektanfälligkeit
chronischer Nasennebenhöhlenentzündung
Kopfschmerzen, Blutandrang im Kopf
Sudeck Stadium III (Stoffwechselstörung nach Verletzung, Knochenbruch u. a. am Bein)
Schlafstörungen

▶ **Vorsicht bei/nicht geeignet bei:**

Krampfadern (Varikosis)
Gefäßkrämpfen
diabetischem Fuß

▶ **So wirkt die Anwendung:**

gefäßtrainierend
wärmeregulierend
abhärtend
vegetativ stabilisierend
kreislaufstabilisierend
durchblutungssteigernd im Nasen-Rachenraum

▶ **Was Sie brauchen:**

2 Fußbadewannen
(oder entsprechende Gefäße, z. B. Farb- oder Maleimer)

TIPP

Bei Krampfaden das Gefäß mit warmem Wasser nur bis Knöchelhöhe füllen!
Zusätze – entsprechend Armbad – ins Gefäß mit *warmem* Wasser geben!

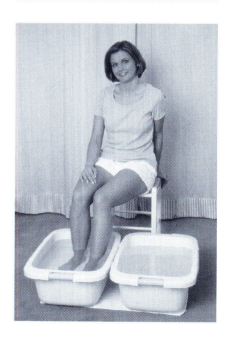

Wechselfußbad

▶ **So wird's gemacht:**

❶ Platzierung der Gefäße am besten in der Badewanne (dadurch leichtes Füllen und leichtes Leeren!)

❷ Die Gefäße füllen:
warm: 36–38 °C (evtl. mit Zusatz, s. o.)
kalt: bis 18 °C (so kalt wie möglich)

❸ *Zeitablauf:*
warm: 5 Min.
kalt: 10–15 Sek.

❹ einmal wiederholen: warm 5 Min., kalt 10–15 Sek.

❺ Wasser abstreifen, Strümpfe anziehen

❻ bis zur Wiedererwärmung bewegen (gehen) oder im Bett erwärmen

Sitzbad warm

▶ **Besonders geeignet bei:**

Hämorrhoiden
Einriss der Afterschleimhaut (Analfissur)
Schuppenflechte (Psoriasis)
vergrößerter Vorsteherdrüse (benigne Prostatahyperplasie)
Blasen-, Scheidenentzündungen
Analekzemen
Afterjucken

▶ **So wirkt die Anwendung:**

durchblutungsfördernd
entzündungshemmend
hautpflegend

▶ **Was Sie brauchen:**

Sitzbadewanne oder normale Badewanne und Hocker
Zusätze

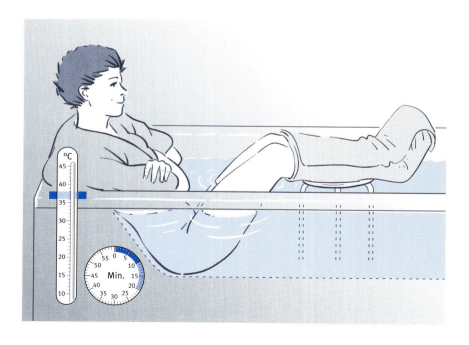

Sitzbad warm

TIPP

Zusätze ins laufende Badewasser geben
- Eichenrinde: Hämorrhoiden, Analfissuren, Psoriasis, Analekzeme
- Zinnkraut: Hämorrhoiden, Prostatavergrößerung
- Haferstroh: Blasenentzündungen
- Kamille: Analekzeme, Afterjucken
- Molke: pilzhemmend, entzündungshemmend

▶ **So wird's gemacht:**

❶ Wassertemperatur: 36–38 °C
❷ *Badedauer:* 10–20 Min.
❸ die Beine werden während des Bades auf einem Fußschemel o. Ä. gelagert
❹ Oberkörper warm halten! Ggf. mit Pullover, T-Shirt, Decke bedecken
❺ Abschluss mit Abkühlung (kühle/kalte Waschung, Unterguss kalt)
❻ anschließend Bettruhe

Sitzbad temperaturansteigend

▶ **Besonders geeignet bei:**

Verstopfung
häufig wiederkehrender Blasenentzündung (Zystitis)
krampfartigen Beschwerden an Darm, Nieren, Harnblase (Koliken)
Einriss der Afterschleimhaut (Analfissur)
Harnleitersteinen (Uretersteine)
Entzündung der Vorsteherdrüse (Prostatitis)
krampfartigen Unterleibsbeschwerden (Pelvipathie)
vom Steißbein ausgehenden Schmerzen (Kokzygodynie)
Beschwerden bei der Regelblutung (Menstruationsbeschwerden)
Ausbleiben der Regelblutung (Amenorrhö)
Regelblutungen mit verlängertem Intervall (Oligomenorrhö)

▶ **Vorsicht bei/nicht geeignet bei:**

nicht behandelbarer (dekompensierter) Herzschwäche

▶ **So wirkt die Anwendung:**

durchblutungsfördernd
entkrampfend

▶ **Was Sie brauchen:**

Sitzbadewanne oder normale Badewanne mit Hocker
Badezusatz (siehe Sitzbad warm)

TIPP

Zusätze (Seite 135) ins laufende Wasser geben.

▶ **So wird's gemacht:**

❶ Wanne mit Wasser füllen
❷ Temperatur: ca. 33 °C (Hauttemperatur)
❸ Steigerung der Temperatur innerhalb von 15–20 Min. bis 39 °C
❹ danach abtrocknen
❺ ca. 30 Min. Bettruhe

Wechselsitzbad

▶ Besonders geeignet bei:

Verstopfung (Obstipation), vor allem bei schlaffem Darm
Blähungen (Meteorismus)
Wechseljahresbeschwerden
Senkungsbeschwerden (unwillkürlicher Harn- oder Stuhlabgang beim Lachen, Husten, Heben)
Blutandrang zum Kopf

▶ So wirkt die Anwendung:

durchblutungsfördernd im Becken-/Bauchraum
die Muskelspannung im Beckenboden steigernd

▶ Was Sie brauchen:

2 Sitzbadewannen oder normale Badewanne und eine Sitzbadewanne
ggf. Zusätze (Seite 135)

▶ So wird's gemacht:

❶ Sitzbadewannen füllen:
warm: 36–38 °C
kalt: bis 18 °C (so kalt wie möglich)
❷ *Zeitablauf*:
warm: 5 Min.
kalt: 10 Sek.
einmal wiederholen:
warm: 5 Min.
kalt: 10 Sek.
❸ danach: abtrocknen
❹ ca. 30 Min. Bettruhe

> **TIPP**
> Auf warme Füße achten! – ggf. vorwärmen (Strümpfe anziehen oder warmes Fußbad).
> Zusätze ins laufende warme Wasser geben.

Halbbad kalt

»Schlaf- und Beruhigungsmittel« der Naturheilkunde – besonders im Sommer!

▶ **Besonders geeignet bei:**

nervöser Übererregbarkeit
Krampfadern
Überhitzung
Einschlafstörungen

▶ **Vorsicht bei/nicht geeignet bei:**

Blasenentzündung
Ischiasnervenreizung
Frieren, Frösteln, besonders kalten Beinen
Neigung zu Gefäßkrämpfen
rheumatischen Erkrankungen
Durchfall (Diarrhö)
Darmentzündungen, Darmbluten
während der Menstruation

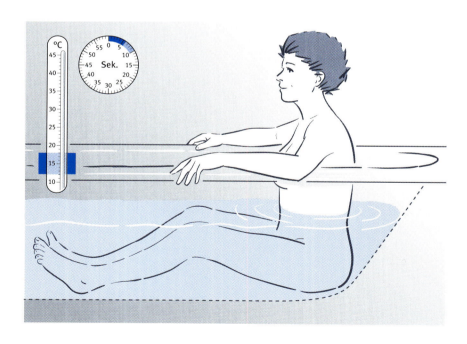

Halbbad kalt

▶ So wird's gemacht:

❶ Wanne bis zur Hälfte (etwa Nabelhöhe) mit kaltem Wasser (12–18 °C) füllen

❷ langsam einsteigen und hinsetzen

❸ Badedauer anfangs ca. 6 bis 10 Sek., später bis ca. 1 Min.

❹ ggf. Wiedererwärmung im Bett oder besser aktiv durch Bewegung

Bäder

Dreiviertelbad warm

▶ **Besonders geeignet bei:**

Nervosität, Unruhe (nicht zu warm: max. 38 °C; nicht zu lang: max. 15 Min.)
körperlicher und seelischer An- und Verspannung
Verschleißerscheinungen am Bewegungsapparat
Schlafstörungen

▶ **Vorsicht bei/nicht geeignet bei:**

Krampfadern (Varikosis)
niedrigem Blutdruck (langsam aufstehen)
Herzleiden (Rücksprache mit dem Arzt!)

▶ **So wirkt die Anwendung:**

meist beruhigend, bei zu langer Badedauer (über 20 Min.) auch anregend oder erregend!
schlaffördernd (bis ca. 38 °C, über 39 °C schlafstörend!)

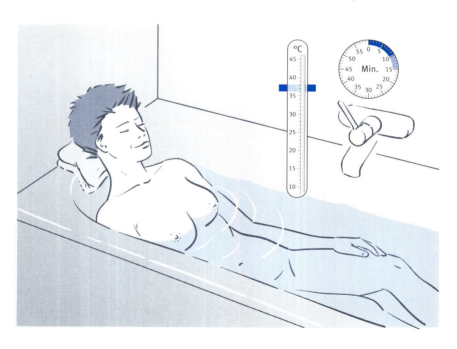

Dreiviertelbad warm

▶ Was Sie brauchen:

Badewanne

Zusätze (ins laufende Badewasser geben):
- Molke: hautpflegend
- Kleie: hautpflegend
- Rosmarin: anregend
- Thymian, Eukalyptus: bei Erkältungskrankheiten
- Heublumen: bei rheumatischen Erkrankungen

▶ So wird's gemacht:

❶ Wanne bis in halbe Brustkorbhöhe mit warmem Wasser (36–38 °C) füllen (nach Behaglichkeit)

❷ Badedauer: ca. 10–15 Min.

❸ langsam aufstehen

❹ anschließend kühle Abgießung oder kühles Abduschen (siehe dort)

❺ danach Bettruhe (mind. 20 Min.) ohne Radio oder Fernsehen! Genießen Sie die Ruhe!

Bäder

Vollbad warm

▶ **Besonders geeignet bei:**

Arthrose der Wirbelsäule und der Gelenke
körperlicher und seelischer An- und Verspannung
vegetativer Übererregbarkeit (Stress)
Schlafstörungen

▶ **Vorsicht bei/nicht geeignet bei:**

Krampfadern (Varikosis)
Herzschwäche (-insuffizienz)
niedrigem Blutdruck
Entzündungen (z. B. rheumatischer Arthritis)

▶ **So wirkt die Anwendung:**

beruhigend und schlaffördernd bei nicht zu langer Badedauer (bis ca. 10 Min., Temperatur max. 38 °C)
muskelentspannend
das Nervensystem harmonisierend, entspannend (vagotonisierend)
hautpflegend
entsäuernd
die Gelenkbeweglichkeit fördernd

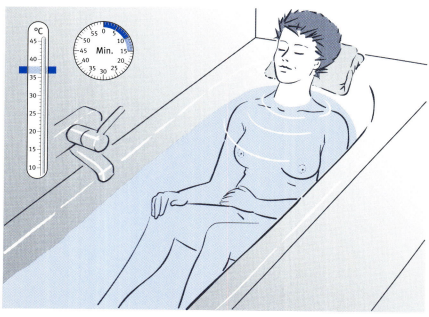

Vollbad warm

▶ **Was Sie brauchen:**

Badewanne
ggf. Zusätze (s. o.)

TIPP

Vorsicht bei Krampfadern (Varizen), Neigung zu Venenentzündungen!
Bei Komplikationen (Herzklopfen und Schwindel, Schwarzwerden vor Augen – Blutdruckabfall) den Wasserspiegel senken und eine kalte Herzkompresse (Seite 105) auflegen!
Bei Temperaturen über 38 °C meist anregende/schlafstörende Wirkung.
Nie vor und nach Mahlzeiten baden (mindestens 1 Std. Abstand!)

Zusätze ins laufende Badewasser geben:
- Molke: hautpflegend
- Kleie: hautpflegend und -schützend
- Rosmarin: anregend
- Thymian: bei Erkältungskrankheiten
- Heublume: bei rheumatischen Erkrankungen

▶ **So wird's gemacht:**

❶ Wanne bis in die Halsgegend mit warmem Wasser (36–38 °C) füllen (nach Behaglichkeit), dabei ggf. Badezusätze zugeben
❷ *Badedauer:* 10–15 Min. (zur Beruhigung und Schlafförderung bis 10 Min.!)
❸ langsam aufstehen!
❹ anschließend kühle Abgießung oder kühles Abduschen (siehe dort)
❺ danach Bettruhe (mind. 20 Min.) ohne Radio oder Fernsehen! Genießen Sie die Ruhe!

Bäder

■ Bäder

Abgießung nach warmen Anwendungen

▶ Besonders geeignet:

nach Sitzbad, Halbbad, Dreiviertelbad, Vollbad
bei kräftigen, gesunden Personen

▶ Vorsicht bei/nicht geeignet bei:

Kreislaufschwäche

▶ So wirkt die Anwendung:

die durch die warmen Bäder vermittelte Wärme bleibt dem Körper erhalten

die Hautgefäße (Kapillaren) ziehen sich zusammen
der Kreislauf stabilisiert sich

▶ Was Sie brauchen:

Gummischlauch: Länge 1,5 m, Durchmesser ¾ Zoll oder Gießhandstück (siehe Bezugsquellen)

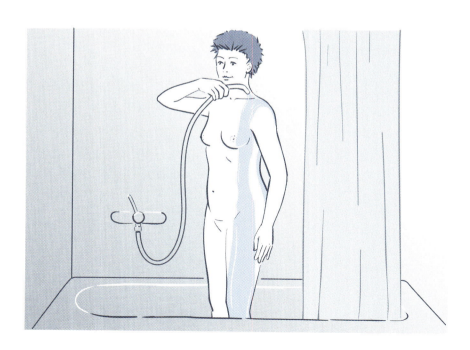

Abgießung nach warmen Anwendungen

> **TIPP**
>
> Der kühle Abguss nach warmen Bädern wird oft als sehr angenehm empfunden, wenn durch das vorangegangene Bad genug Wärme vermittelt wurde.

▶ **So wird's gemacht:**

❶ rechtes Bein, linkes Bein jeweils bis zur Leiste
❷ rechter Arm, linker Arm jeweils bis zur Schulter
❸ Leib kreisförmig (im Uhrzeigersinn)
❹ dann über die Brust hochgehend bis zur Schulter, sodass $\frac{1}{3}$ des Wassers über den Rücken abfließt und $\frac{2}{3}$ nach vorne
❺ zur anderen Schulter überwechseln
❻ abschließend Gesichtsguss
❼ ruhen

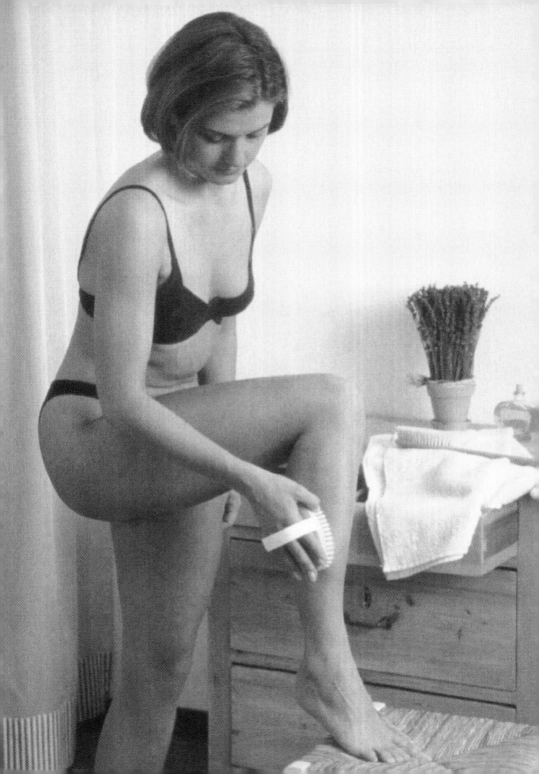

Übungen zur Krankheitsvorbeugung (Abhärtung)

Die »Abhärtung« ist wohl der bekannteste Aspekt der Kneipp-Lehre. Bevor Sie sich von der »Härte« abschrecken lassen: Auch hier geht es vorrangig um Wohlbefinden, Spaß und Steigerung der Fitness, mit sehr günstigen »Nebenwirkungen« auf die allgemeine Gesundheit!

Übungen zur Krankheitsvorbeugung (Abhärtung)

> *»Ich möchte wissen, welche Krankheit in eine verweichlichte Natur nicht leicht eindringen kann, während eine abgehärtete Natur sich nicht das Geringste daraus macht. Die Verweichlichung, behaupte ich, öffnet Thür und Thor für viele Krankheiten.«*
>
> Sebastian Kneipp, Mein Testament, 1895

Verschiedene, in der Regel »kleine« Übungen können die körperliche und psychische Widerstandskraft anheben und die Gesundheit schützen. Durch diese Anwendungen wird die Durchblutung der Haut angeregt, auf reflektorischem Wege auch die der inneren Organe. Dadurch verbessern sich die Organleistungen und letztendlich die gesamte Regulation im Körper. Das vegetative Nervensystem wird stabilisiert und verhält sich robuster gegenüber starken Reizen (Stress). Die Stimmung und damit die Lebensfreude steigen und bleiben über längere Zeit auf einem höheren Niveau. Auch hier gilt es herauszufinden und zu *tun*, was gut bekommt und Freude macht.

Für Wasserscheue eignet sich das Trockenbürsten, Sonnenhungrige müssen lernen, die richtige Reizdosis herauszufinden, andere wiederum sind geradezu süchtig nach der täglichen Wechseldusche mit kühlem, erfrischendem Abschluss. Während einer anstrengenden Konferenz lässt sich ein kalter Unterarmguss oder ein erfrischender Wasserschwall ins Gesicht einfach ausführen und in der Wirksamkeit leicht überprüfen.

Die auf den folgenden Seiten dargestellten Übungen empfehlen sich zum Einbau in den Tagesablauf wie das Zähne putzen. Sie sind umso wirkungsvoller, je konsequenter sie über die Zeit durchgeführt werden.

Wenig mit Freude getan, ist mehr als viel, das man meidet!

Luftbad

▶ **Besonders geeignet bei:**

Infektanfälligkeit
Morgenmüdigkeit
depressiver Verstimmung
Nervosität, Unausgeglichenheit

▶ **Vorsicht bei/nicht geeignet bei:**

Frieren, Frösteln

▶ **So wirkt die Anwendung:**

Verbesserung der Immunität (Abhärtung)
die Regulation stabilisierend, entspannend, harmonisierend
stoffwechselanregend
mild kreislaufanregend

▶ **Was Sie brauchen:**

ca. 5–10 Min. Zeit
ggf. warme Socken

▶ **So wird's gemacht:**

❶ Innenluftbad: anfangs bei geschlossenem, später bei geöffnetem Fenster
❷ man bewegt sich ca. 5–10 Min. unbekleidet im Zimmer (je kälter die Luft, umso kürzer die Anwendung)
❸ gelegentlich die Haut mit der flachen Hand reiben
❹ möglichst begleitende gymnastische Übungen für Wirbelsäule sowie Arm- und Beingelenke
❺ abschließend Trockenbürsten (nächste Seite)
❻ auf gute Wiedererwärmung achten!

> **TIPP**
>
> Das Innenluftbad (unbekleidet, offenes Fenster) am besten morgens nach dem Aufstehen (beim Rasieren, Betten machen, Aufräumen der Wohnung) nehmen. Beim Freiluftbad in bewegter Luft (z. B. während der Gartenarbeit) vor Auskühlung (und ggf. neugierigen Nachbarn bzw. Passanten) in Acht nehmen!

Abhärtung

■ Übungen zur Krankheitsvorbeugung (Abhärtung)

Trockenbürsten der Haut

▶ **Besonders geeignet bei:**

hohem Blutdruck
niedrigem Blutdruck
Verhornungsschäden der Haut
leichten Krampfadern
»Wasserscheu«

▶ **Vorsicht bei/nicht geeignet bei:**

Akne, entzündlichen Hautkrankheiten, Hautverletzungen
entzündeten Krampfadern einschließlich Beingeschwüren (Beine aussparen!)
nervöser Übererregbarkeit
überstarker Körperbehaarung
Schlafstörungen bei nervösen Menschen (am Abend evtl. zu starker »Wachreiz«)

▶ **So wirkt die Anwendung:**

hauterneuernd, -regenerierend, -tonisierend (Kosmetik!)
hautstoffwechselanregend und entschlackend
durchblutungsfördernd (örtlich und allgemein), reflektorisch auf die Organe
psychisch aktivierend, anregend, wohltuend, leistungssteigernd

blutdruckregulierend (hoher Blutdruck sinkt, niedriger steigt!)
abhärtend, infektvorbeugend;
vegetativ stabilisierend
herzentlastend; belebend

▶ **Was Sie brauchen:**

Bürste (Naturfaser, Sisal) mit Schlaufe oder Handgriff und langem abnehmbarem Stiel oder raues Handtuch
5 Min. Zeit

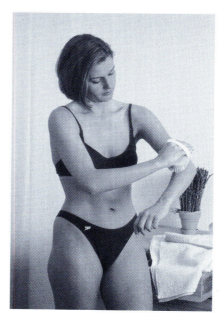

Trockenbürsten der Haut

TIPP

Besonders geeignet für morgens sofort nach dem Aufstehen (»Morgenmuffel«).
Am besten vor offenem Fenster bzw. nach Lüftung ausführen.
Druck herzwärts verstärken!
Bei abendlicher Anwendung können Einschlafstörungen auftreten.

▶ **So wird's gemacht:**

❶ *Unterkörper:*
- rechter Fußrücken, Fußsohle (!)
  rechter Unterschenkel (kreisförmig)
  rechter Oberschenkel,
  erst Außen-, dann Innenseite
- linker Fußrücken, Fußsohle (!)
  linker Unterschenkel (kreisförmig)
  linker Oberschenkel,
  erst Außen-, dann Innenseite
- Gesäß

❷ *Oberkörper:*
- rechter Handrücken
  Arm, erst Außenseite (in Längsrichtung), dann Innenseite
- linker Handrücken
  Arm, erst Außenseite (in Längsrichtung), dann Innenseite
- Brust zum Brustbein hin
- Bauch im Uhrzeigersinn
- Nacken zur Schulter hin
- Rücken oben
- Rücken unten

❸ *Gesicht* (besonders weiche Bürste!)

❹ *Dauer:* bis leichte Rötung der Haut eintritt

❺ *Danach ggf.:*
- Kalte Abwaschung
- Schneeabreibung
- Einölen der Haut
- Gymnastik, Bewegung

■ Übungen zur Krankheitsvorbeugung (Abhärtung)

Lichtbad/Sonnenbad

▶ **Besonders geeignet bei:**

allgemeiner Abwehrschwäche
Schuppenflechte (Psoriasis vulgaris)
schlecht heilenden – auch infizierten – Hautwunden

▶ **Vorsicht bei/nicht geeignet bei:**

akutem Ekzem
Lungen-Tuberkulose
Sonnenallergie
entzündlichen Leberkrankheiten (Hepatitis)
Schilddrüsenüberfunktion
gleichzeitiger Einnahme von Medikamenten, die die Lichtempfindlichkeit der Haut (Fotosensibilität) fördern (Johanniskraut, Teebaumöl, Tretionin u. a.)
vegetativer Übererregung
Pigmentmangel
Herzentzündung
akuten entzündlichen Gelenkerkrankungen
Magen-Zwölffingerdarm-Geschwüren und Schleimhautentzündungen

▶ **Was Sie brauchen:**

ausreichend Flüssigkeit
Sonnenschutz (Cremes mit Filter, Kopfbedeckung), ggf. Hautschutzöle

▶ **So wirkt die Anwendung:**

Verbesserung der Immunität (Abhärtung)
stoffwechselanregend (Vitamin-D-Bildung!), insbesondere für die Haut
bei Übertreibung (zu große Reizstärke!) kehren sich die Effekte um und wächst die Krankheitsbereitschaft des Körpers

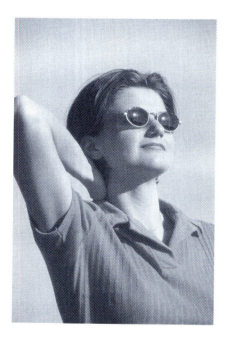

Lichtbad/Sonnenbad

TIPP

Nie ohne langsame Abkühlung in kaltes Wasser springen – **Lebensgefahr** wegen vegetativer Gegenreaktionen (Herzstillstand möglich)!
Vorsicht an der See und im Gebirge wegen Strahlungsverstärkung durch Reflexionen!
Bei »Hitzschlag« (Wärmestau, Versagen der körpereigenen Temperaturregulation) sofort Abkühlung durch Schatten, kalte Oberkörper- oder Unterkörperwaschung, Flüssigkeitszufuhr, Arzt verständigen!
Bei Sonnenstich (Reizung der Nervenzellen von Gehirn und Rückenmark) schonende Abkühlung.
Schädigungen durch vernünftige, gut dosierte Anwendung vorbeugen, allmähliches Gewöhnen an den Reiz ist wichtig und durch Aufsuchen der Sonnenbank nicht zu ersetzen!

▶ **So wird's gemacht:**

❶ auf natürlichen Sonnenschutz (Bäume, Sträucher) achten, ggf. Körperteile wechselnd bedecken
❷ langsame Steigerung der Besonnungszeit (anfangs 2–12 Min. pro Tag)
❸ zur Abkühlung ggf. durch kühles Bad, Brause, Waschung, Guss etc. unterbrechen – langsame Abkühlung siehe oben!
❹ ausgetrocknete Haut einfetten (Hautschutzöle)

Abhärtung

Übungen zur Krankheitsvorbeugung (Abhärtung)

Wasser treten

ausgleichend: beruhigt am Abend, erfrischt am Tage

▶ **Besonders geeignet bei:**

Einschlafstörungen
beginnenden arteriellen Durchblutungsstörungen
Krampfadern, venösen Abflussstörungen der Beine, nach Venenentzündung (Thrombophlebitis)
Störungen der Wärmeregulation
Infektanfälligkeit
Neigung zu hohem Blutdruck

Herzneurose, funktionellen Herzschmerzen
Sudeck Stadium I der Beine (Stoffwechselstörung nach Verletzungen, Knochenbruch u. a.)
»heißem Kopf«, gefäßbedingten Kopfschmerzen
Benommenheit
Wetterfühligkeit
vermehrtem Fußschweiß

▶ **Vorsicht bei/nicht geeignet bei:**

Harnwegsinfekten, Blasen- und Nierenkrankheiten
Unterleibsinfektionen bei der Frau
arteriellen Durchblutungsstörungen schwereren Grades (Schmerz nach Belastung, kürzerer Gehstrecke)
Frösteln, Frieren, besonders bei kalten Füßen
während der Menstruation

▶ **So wirkt die Anwendung:**

venenkräftigend, den venösen Rückstrom fördernd
entstauend
nachfolgend (reaktiv) erwärmend, durchblutungsfördernd (hyperämisierend)
infektvorbeugend bei regelmäßiger Anwendung (abhärtend)

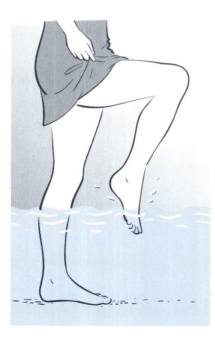

Wasser treten

schlaffördernd (Anwendung am Abend)
beruhigend
stoffwechselanregend

▶ Was Sie brauchen:

Wassertretbecken/Badewanne
oder
großen Eimer/Bottich oder seichten Uferstreifen/Bach/Stadtbrunnen/Meeresstrand
das Wasser soll bis handbreit unter das Knie reichen
ca. 10 Min. Zeit (einschließlich Aus- und Ankleiden)

TIPP

Auskühlung vermeiden! Wiedererwärmung muss eintreten (durch warme Strümpfe im Bett oder am Tage durch Bewegung). Nie gleichzeitig mit Armbad anwenden!
Am besten während des Spazierganges und unbedingt nur mit warmen Füßen!

▶ So wird's gemacht:

❶ Hosenbeine/Rock hochhalten
❷ »Storchengang« (bei jedem Schritt ein Bein aus dem Wasser ganz herausheben), auch im Sitzen möglich
❸ Dauer je nach Wassertemperatur ca. ½–1 Minute, aufhören, wenn schneidender krampfartiger Schmerz eintritt!
❹ Wasser abstreifen, sofort Schuhe und Strümpfe anziehen
❺ Wiedererwärmung durch Laufen oder im Bett (abends zur Schlafförderung)

■ Übungen zur Krankheitsvorbeugung (Abhärtung)

Tau laufen

▶ **Anzuwenden bei (Indikation):**

arteriellen Durchblutungsstörungen im Anfangsstadium
Krampfadern
Morgenmüdigkeit (»Morgenmuffel«)

▶ **Vorsicht bei/nicht geeignet bei:**

Harnwegsinfekten, Blasen- und Nierenkrankheiten
Unterleibsinfektionen bei der Frau
Ischiasnervenschmerzen

Frieren, Frösteln, kalten Füßen
arteriellen Durchblutungsstörungen mit Schmerzen beim Gehen
während der Menstruation
Gefühlsstörungen in den Füßen
bei Diabetes mellitus u. a. Stoffwechselkrankheiten

▶ **So wirkt die Anwendung:**

durchblutungsfördernd
venenkräftigend
vegetativ stabilisierend
infektvorbeugend (abhärtend)

▶ **Was Sie brauchen:**

taufeuchten Rasen
ca. 10 Min. Zeit

> **TIPP**
>
> Auskühlung vermeiden.
> Auf Wiedererwärmung (im Bett, durch warme Strümpfe oder am besten durch Bewegung) achten.

So wird's gemacht:

❶ mit (bettwarmen) Füßen mehrere Minuten (maximal 5 Min.) durch taufeuchtes Gras laufen
❷ spätestens beenden, wenn schneidender Schmerz eintritt

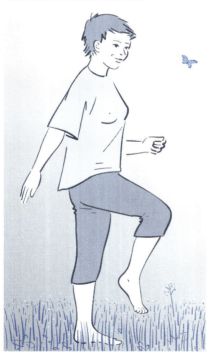

Schnee gehen

▶ Anzuwenden bei (Indikation):

chronischen Kopfschmerzen
Infektanfälligkeit
Abgeschlagenheit, Müdigkeit
vermehrtem Fußschweiß

▶ Vorsicht bei/nicht geeignet bei:

Frieren, Frösteln, kalten Füßen
Unterleibsinfektionen bei der Frau
während der Menstruation
Harnwegsinfektion, akuten Blasen- und Nierenerkrankungen
arteriellen Durchblutungsstörungen mit Schmerzen beim Gehen

▶ So wirkt die Anwendung:

kreislaufanregend
erfrischend
durchblutungsfördernd

▶ Was Sie brauchen:

frisch gefallenen, weichen Schnee
Frotteehandtuch
warme Wollsocken
3 Min. Zeit
Überwindung

TIPP

Nur in weichem Schnee ausführen (verharschter Schnee verursacht Schnittverletzungen).
Vorsichtig laufen – Rutschgefahr!
Nicht auf Metallteilen gehen oder stehen bleiben (Gitterroste, Fußabstreifer etc.) wegen Gefahr des Festfrierens.

▶ So wird's gemacht:

❶ anfangs nur einige Sekunden barfuß im Schnee laufen, bis ggf. schneidendes Gefühl eintritt, später nach Training bis 3 Min.
❷ auf Wiedererwärmung (im Bett, Wollsocken, schnelles Gehen; Trockenfrottieren) achten!

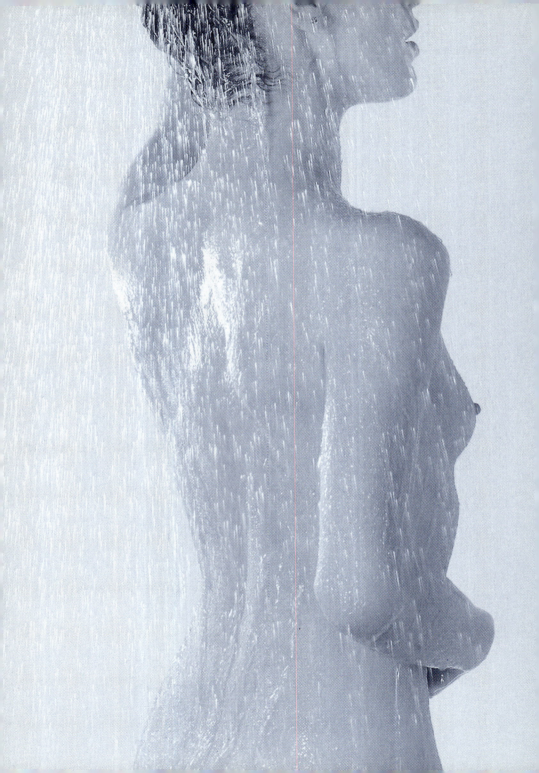

Wasseranwendungen aus der Zeit nach Kneipp

Wie jede bewährte und erfolgreiche Behandlungsmethode wurde auch die Kneipp-Therapie im täglichen Gebrauch weiter entwickelt und den modernen Bedingungen angepasst. Neue Anwendungen fanden Einlass, weil sie den Kneipp-Prinzipien entsprechen und die altbewährten Verfahren sinnvoll ergänzen.

■ **Wasseranwendungen aus der Zeit nach Kneipp**

Sauna

In der Sauna verraucht der Zorn.
          (Finnisches Sprichwort)

Die Sauna ist eine Kombination von starken Heiß- und Kaltreizen. Die Temperatur des Körperkerns wird erhöht, was die Stoffwechselvorgänge beschleunigt. Die Hauttemperatur steigt, und mit dem Schweiß, vermehrt aber auch über die Niere, werden insbesondere Endprodukte des Stoffwechsels (Harnstoff, Milchsäure, Schwermetalle), Natrium und Kalium ausgeschieden. Ein erhöhter Blutdruck sinkt, niedriger Blutdruck steigt gering an. Die Bronchien erweitern sich, das vegetative System wird stabilisiert und entspannt. Aggressionen und Ängste bauen sich ab. Über das intensive Gefäßtraining wirkt die Sauna besonders abhärtend. Ob und wann eine Sauna in den Behandlungsplan einer Kneipp-Kur aufgenommen werden soll, ist mit dem Kurarzt zu besprechen. Zu anderen Anwendungen sollte dann ein größerer zeitlicher Abstand eingehalten werden.

Nach Rücksprache mit dem Arzt kann die Sauna als Therapiemaßnahme bei vielen Krankheitsbildern bzw. Beeinträchtigungen des Gesundheitszustandes oder Wohlbefindens nützlich sein.

▶ **Besonders geeignet bei:**

Infektanfälligkeit
chronischer Bronchitis
Asthma bronchiale
Bluthochdruck (Hypertonie)
niedrigem Blutdruck (Hypotonie)
Durchblutungsstörungen (kalte Hände, kalte Füße)
Abnutzungserscheinungen der Gelenke (Arthrosen)
degenerativen, nicht-entzündlichen Wirbelsäulenbeschwerden
Weichteilrheumatismus
Muskelverspannungen und -verhärtungen (Myogelosen)
Nachbehandlung von Gelenk- und Weichteilverletzungen
vegetativen Regulationsstörungen
Beschwerden der Wechseljahre
Depression

▶ **Vorsicht bei/nicht geeignet bei:**

Verkalkung (Arteriosklerose) höheren Grades besonders der Herz- und Gehirngefäße

hochgradigen Herz-Kreislauf-Erkrankungen
arteriellen Durchblutungsstörungen der Beine mit Ruheschmerz
Epilepsie
Krebsleiden während der aggressiven Behandlungsphase
Schilddrüsenüber- und -unterfunktion höheren Grades
chronischem Gelenkrheuma entzündlicher Art (rheumatoide Arthritis/Polyarthritis)
entzündlichen Organerkrankungen
akuten Infektionskrankheiten einschließlich nicht völlig inaktiver Tuberkulose
rheumatischem Fieber
akutem Magen- oder Zwölffingerdarmgeschwür
hochgradiger vegetativer Erregbarkeit
akuten Verletzungen (offene Wunden, frische Blutergüsse oder Schwellungen)

Beachten Sie folgende Sauna-Regeln:

❶ Genügend Zeit nehmen! Mindestens zwei Stunden. Nicht hungrig oder mit vollem Magen in die Sauna gehen.

❷ Aus hygienischen Gründen vorher gründlich duschen, danach abtrocknen (trockene Haut schwitzt schneller!). Fußwärmebad bei kalten Füßen!

❸ Kurzer, aber wärmeintensiver Aufenthalt in der Saunakabine in entspannter Haltung (erst liegen, dann langsam aufrecht hinsetzen).

❹ Die Abkühlphase (kurz, nicht bis zum Frösteln) beginnt an der Frischluft zum Abkühlen der Atemwege. Danach kräftige Abkühlung mit Kaltwasser durch Kneipp-Güsse (herzfern beginnen) oder durch Schwallbrause. Nach Abspülen des Schweißes kurz ins Tauchbecken (bei Bluthochdruck nur kühl abgießen).

❺ Anschließend warmes, knöchelhohes Fußbad: erweitert die Blutgefäße im ganzen Hautgebiet. Wichtig für die Abhärtung!

❻ Nach vollständiger Wiederabkühlung kann ein zweiter »Gang« gemacht werden. Drei Saunagänge reichen aus (jeweils ca. 8–12 Min).

❼ Während der Sauna keine Flüssigkeitsaufnahme, da Körperentschlackung sonst unterbleibt. Nachher Säfte, Mineralwasser.

■ Wasseranwendungen aus der Zeit nach Kneipp

Die häufigsten Fehler in der Sauna

- abgehetzt in die Sauna (beeinträchtigt Bekömmlichkeit)
- hungrig in die Sauna (Kollapsgefahr)
- Wechselduschen als Vorbereitung (wertlose Verzögerung)
- nicht abgetrocknet in die Sauna (verzögert Schweißbildung)
- Muskelarbeit, Gymnastik, viel reden (belastet Atmung und Kreislauf)
- Dauerschwitzen auf der unteren Bank (überlastet Herz, bringt keinen zusätzlichen Nutzen)
- Bürsten, »Schweißschaben« (belastet Kreislauf, belästigt andere)
- nach der Sauna warm duschen (belastet Atmung und Kreislauf)
- Nachschwitzen in Packung (stört Baderhythmus; Erkältungsgefahr)
- Tauchbecken ohne Abspülen (verunreinigt Beckenwasser)
- temperiertes Tauchbecken (verzögert Wiederabkühlung, belastet Herz)
- kein Fußwärmebad (verzögert Kreislaufnormalisierung)
- kaltes Fußbad, Wassertreten (Gefahr des Gefäßkrampfes)
- Gymnastik, Turnen, Schwimmen (zu starke Kreislaufbelastung)
- wiederholtes Abseifen (zerstört Säureschutzmantel der Haut)
- unangekleidet herumstehen, nicht zugedeckt liegen (Gefahr der Unterkühlung, Erkältung)

(nach Fritzsche)

Schwimmen als Therapie

Für den »Alltag« die beste Kombination aus Bewegung und Wassertherapie!

▶ Besonders geeignet bei:

Abgeschlagenheit, besonders bei niedrigem Blutdruck
allgemeiner Leistungsminderung
Bewegungsmangel
mangelnder Abhärtung, Infektanfälligkeit

▶ Vorsicht bei/nicht geeignet bei:

Durchblutungsstörungen des Herzens, Herzrhythmusstörungen
Auskühlung, Frösteln (vorher erwärmen, heiß duschen oder sich bewegen!), vor allem bei mageren Menschen
fehlender Wiedererwärmung
Nieren- und Blasenentzündungen
Verspannung im Rahmen rheumatischer Erkrankungen
Neigung zu Gefäßkrämpfen
offenen Trommelfellverletzungen
akuten, auch beginnenden Infekten (»Grippe«!)
Kälteallergie (Kälteurtikaria)
vollem Magen (mindestens eine Stunde Abstand zur letzten Mahlzeit)

▶ So wirkt die Anwendung:

Kombination von Temperatur und Bewegungsreiz
Verbesserung der Muskelleistung
Kompression der Venen (Blutverlagerung aus der Haut in die inneren Organe) und Lymphgefäße
Abgabe von Körperwärme (ca. 37 °C) an das Wasser (ca. 18 bis 24 °C), deshalb zügiges Bewegen wichtig (Auskühlungsgefahr!)
Bildung von Unterhautfettgewebe bei zu langem Aufenthalt in kühlem Wasser

> **TIPP**
>
> Regelmäßiges (!!) Schwimmen ist ein guter Gesundheitsschutz.

▶ So wird's gemacht:

❶ vorher vorsichtiges Abkühlen bei Überhitzung
❷ bei Kältegefühl, Frösteln vorher heiß duschen oder sich bewegen, dann kurz kalt abkühlen
❸ danach sofortiges Ablegen der nassen Badekleidung
❹ kräftiges Trockenfrottieren
❺ Bewegung zur Wiedererwärmung

nach Kneipp

■ Wasseranwendungen aus der Zeit nach Kneipp ■

Richtiges Duschen/Wechselduschen

▶ **Besonders geeignet bei:**

Morgenmüdigkeit (»Morgenmuffel«)
Abgeschlagenheit (nach langen Autofahrten, beruflicher Überlastung)
Infektanfälligkeit
depressiver Verstimmung
Einschlafstörungen
Kreislaufregulationsstörungen
Wärmeregulationsstörungen
erhöhtem und erniedrigtem Blutdruck

▶ **Vorsicht bei/nicht geeignet bei:**

bei niedrigem Blutdruck nicht zu heiß und nicht zu lang duschen

▶ **So wirkt die Anwendung:**

kreislaufstabilisierend
herzentlastend
vegetativ stabilisierend, entspannend
ideales Training für die Hautgefäße
wärmeregulierend
infektvorbeugend
nervenberuhigend
stoffwechselanregend

▶ **So wird's gemacht:**

❶ *morgens* kurz (ca. eine bis drei Minuten), aber kräftig heiß duschen, dabei strecken und recken
❷ anschließend auf temperiert oder kalt drehen und herzfern beginnend abduschen:
- rechtes Bein (erst Außen-, dann Innenseite)
- linkes Bein (erst Außen-, dann Innenseite)
- rechter Arm (erst Außen-, dann Innenseite)
- linker Arm (erst Außen-, dann Innenseite)
- dann Brust, Bauch, Nacken kurz, Gesicht

❸ *mittags, nachmittags* kräftig heiß duschen, anschließend kalt abschrecken (Vorgehen siehe oben)
❹ *abends* vor dem Schlafengehen nicht zu lang und nicht zu heiß duschen, anschließend kühl, nicht zu kalt (Vorgehen siehe oben)
❺ man muss sich anschließend wohl und warm fühlen
❻ Einfetten bei zu trockener Haut (Creme, Öl)
❼ Zehenzwischenräume gut abtrocknen (Pilzgefahr!)

Richtiges Duschen/Wechselduschen

> **TIPP**
> Für »Einsteiger« der häufigste Kontakt mit Wasser, sozusagen für den Kneippianer in »Lauerstellung«.

Während der Kneipp-Kur genügend zeitlichen Abstand (mindestens eine halbe Stunde) zu anderen Anwendungen wahren!

Tägliches Einseifen vermeiden, jedoch tägliche Sonderbehandlung für Achselhöhle, Intimbereich, Füße.

■ Wasseranwendungen aus der Zeit nach Kneipp

Hot Whirlpool (Heißwasser-Sprudelbad, Jacuzzi)

▶ **Besonders geeignet bei:**

leichteren arteriellen und venösen Durchblutungsstörungen
degenerativen Erkrankungen des Bewegungsapparates
Muskelverspannungen
nichtentzündlichem Weichteilrheumatismus
zur psychovegetativen Entspannung

▶ **Vorsicht bei/nicht geeignet bei:**

Sudeck Stadium I (Stoffwechselstörung in Arm oder Bein nach Verletzung, Knochenbruch)
Venenentzündung (Thrombophlebitis)
Neigung zu Dermatitis oder Pilzinfektion

▶ **So wirkt die Anwendung:**

durch Rotieren des Wassers milder mechanischer Reiz
Lockerung (Detonisierung) des Gewebes
durch die erhöhte Wassertemperatur für Herz-Kreislauf-System relativ anstrengend
vegetativ entspannend, ausgleichend

Verbesserung des Wohlbefindens maximal bei 36 °C
Erzeugung von Missbefinden bei ca. 40 °C (hier Abkühlung nach dem Bad empfehlenswert)

TIPP

Anstrengend (wegen der angenehmen Situation meist überlange Badedauer!) für Herz-Kreislauf-System.
Darf während einer Kur – wenn überhaupt – nicht zusätzlich nebenbei angewendet werden, sondern muss unbedingt nach ärztlicher Rücksprache in den Kurplan mit eingebaut werden. Ist jedoch durch bessere, gezieltere und effektivere Anwendungen zu ersetzen.

▶ **So wird's gemacht:**

❶ gute Vorreinigung, da wechselnde Benutzer bei gleichem Wasser, anderenfalls erhebliche hygienische Bedenken!
❷ Badedauer: ca. acht bis zwölf Minuten
❸ anschließend duschen, ruhen

Anhang

Ihre Kneipp-Hausapotheke auf einen Blick

- Für das Trockenbürsten:
  - Bürste (mit langem abnehmbarem Stiel), am besten aus nicht zu harter Naturfaser (Drogerien, Apotheken, Fachhandel für medizinische Artikel)
- Für Bäder:
  - Badethermometer (Apotheken, Drogerien)
  - für Wechselbäder (Fuß-, Arm-): 2 Baby- oder Fußbadewannen aus Plastik, alternativ 2 größere Schüsseln/Wannen/Eimer (Haushaltswarengeschäfte, Fachhandel für medizinische Artikel)
- Für Wickel:
  - jeweils Innentuch aus Leinen, Zwischentuch aus Baumwolle, Abdecktuch aus Wolle, Größe je nach zu wickelndem Gebiet (Fertigsets in Apotheken oder Versandhandel erhältlich), alternativ auch Geschirr-, Betttücher o. ä., als Außentuch auch Frotteetuch möglich
  - dicke Molton- oder Frottee-Unterlage empfehlenswert, aber keine Gummitücher zum Abdecken des Wickels (um das Bettzeug zu schonen!)
- Für professionelle Güsse:
  - Gießhandstück als auswechselbarer Duschaufsatz (Sanitärfachgeschäfte, Versandhandel) oder (wie beim Kneipp-Bademeister) Kneipp-Gießschlauch, 1,5 m lang, ¾ Zoll stark mit zusätzlicher Armatur
  - Lattenrost aus Holz oder Kunststoff für Bade- oder Duschwanne (Fachhandel für medizinische Artikel)
- Was Sie sonst noch brauchen können:
  - Bademattte, am besten aus Frottee gegen das Auskühlen der Füße
  - kleines Tischchen, Hocker, Schemel für Teil- und Dampfbäder
- Zusätze (für Bäder, Teilbäder, Wickel, Auflagen, Dampfbad)
  - aus dem Haushalt: Quark, Essig, Salz
  - Kräuterzusätze: stellen Sie eine Kneipp-Hausapotheke mit Fertigzusätzen oder getrocknete Heilkräuter (siehe Seite 82 f., 121) nach Ihrem persönlichen Bedarf zusammen

Strickanleitung für Kneipp-Strümpfe

Wegen anhaltender Schwierigkeiten, insbesondere beim Stricken der Ferse, wurde von den Autoren für dieses Kapitel Fremdhilfe in Anspruch genommen.

Material
- dünnes Leinengarn, weiß oder natur
- Nadelspiel Stärke 5

1. Bein
- erforderliche Maschenzahl aufnehmen
- bis zur Ferse rundstricken, 2 M re, 2 M li (Länge ca. 35 bis 40 cm)

2. Ferse
- Maschenzahl durch zwei teilen und eine Hälfte für den Fußrücken auf Hilfsnadeln aufheben
- mit der anderen Hälfte die Ferse ca. 6 cm hoch stricken (glatt rechts)
- Maschenzahl durch drei teilen, die seitlichen Maschen auf Hilfsnadeln legen
- beim Weiterstricken der mittleren Maschen jeweils eine Masche von den Hilfsnadeln mit der letzten Masche der mittleren Maschen zusammenstricken
- wenn alle Maschen der Hilfsnadeln abgestrickt sind, werden die Randmaschen der eben gestrickten Ferse auf beiden Seiten auf je eine Nadel genommen
- weiter rundstricken, gegebenenfalls nach jeder 3. Reihe je eine Masche am li und re Knöchel abnehmen bis zur erforderlichen Breite

3. Spitze
- an der Außen- und Innenseite nach je drei Reihen zwei Maschen zusammenstricken, bis nur noch insgesamt acht Maschen übrig sind
- diese werden auf der linken Seite abgekettet

Bezugsquellen

Alles für die Kneipp-Therapie Benötigte (Gießhandstück, Heusäcke, Fertigzusätze, Fertig-Wickelsets, Gitterroste, Kneipp-Strümpfe) können Sie auch über den Versandhandel beziehen, z. B. bei

Gesundheitsservice der Allgäu-Clinic in Hindelang
Gerberweg 6
D-87541 Hindelang

oder

Kneipp Verlag
Adolf-Scholz-Allee 6
D-86825 Bad Wörishofen

Badezusätze und Heusäcke, z. B. der Firma Kneipp, sind in Drogerien, Apotheken und Warenhäusern erhältlich.

■ Anhang

Die Allgäu-Clinicen stellen sich vor

Wie komme ich zu einer Kneipp-Kur?

Die Kur ist ins Gerede gekommen, weil sie vermeintlich zu viel Geld kostet. Inzwischen wurde jedoch erkannt, dass die große Gefahr besteht, am falschen Ende zu sparen. Denn nach wie vor gilt, dass eine rechtzeitig durchgeführte Kur das Ausbrechen oder das Chronifizieren einer Krankheit verhindern kann.

Die Kneipp-Kur ist ein auch schulmedizinisch anerkanntes Behandlungskonzept, das ohne die Mitarbeit des Patienten nicht auskommt. Die Besserung der körperlichen Verfassung wird jedoch regelmäßig sehr schnell spürbar, und Kneipp-Anwendungen werden als äußerst angenehm empfunden. So wird das Interesse des Patienten schnell geweckt (wenn es nicht schon von vornherein vorhanden war), an der eigenen Gesundung oder Gesunderhaltung mitzuwirken, woraus sich die hervorragenden Erfolge der Kneipp-Kur erklären. Dazu trägt nicht zuletzt aber auch das breite Spektrum von über 120 Kneipp-Anwendungen bei, aus denen – individuell für den einzelnen Patienten – die nach Reizstärke, -dauer und Wirkort geeigneten Maßnahmen zusammengestellt werden können.

Durch die Gesundheitsreformen der letzten Jahre, die auch auf dem Gebiet der Kuren massive Bremsblöcke verteilten, ging das Interesse an Kuren überschießend zurück. Oftmals sind aber die Patienten nicht ausreichend informiert und verzichten deshalb unnötig auf Kuren. Nach wie vor werden ärztliche Leistungen und medizinisch notwendige Anwendungen bezahlt; bei stationärer Kur werden die Kosten bei entsprechender Eigenbeteiligung voll übernommen.

In letzter Zeit werden immer mehr Kurmaßnahmen auch wissenschaftlich begleitet und ausgewertet, um eine Qualitätskontrolle zu ermöglichen. Damit ist der Sinn und vor allem die Wirksamkeit einer Kurmaßnahme gut zu belegen, vor allem auch, wenn sich sorgfältige Nachbeobachtungen anschließen.

Die Allgäu-Clinicen stellen sich vor

Der Weg zur Kur scheint mit Formularen und hohem verwaltungstechnischen Aufwand gepflastert zu sein, der viele, die dringend einer Kur bedürfen, ebenfalls davon abhält, eine Kur zu beantragen. Als Beispiel, wie Sie an eine Kur in den Allgäu-Clinicen Hindelang und Bad Wörishofen sowie in der Migräne-Kopfschmerzklinik kommen, soll das Schema auf der folgenden Seite dienen.

Gesundheitsvorsorge und Rehabilitation durch Kurmaßnahmen

Antragsverfahren beim zuständigen Leistungsträger – z. B. alle gesetzlichen Krankenkassen über den vorhandenen Versorgungsvertrag nach § 111 SGB V der Allgäu Clinic für Naturheilverfahren Bad Wörishofen und Hindelang.

Beratung beim Hausarzt oder Facharzt
Schwerpunktdiagnosen festlegen (welche Art von Kur ist für mich geeignet)

Stationäre Vorsorgemaßnahmen (-kuren) 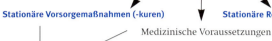 **Stationäre Rehabilitationsmaßnahmen (-kuren)**

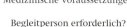

Medizinische Voraussetzungen

Begleitperson erforderlich?

Eine Schwächung der Gesundheit, die in absehbarer Zeit voraussichtlich zu einer Krankheit führen würde zu beseitigen.

Einer Gefährdung der gesundheitlichen Entwicklung eines Kindes entgegenzuwirken.

Pflegebedürftigkeit zu vermeiden.

Der Gesundheitszustand muss so labil sein, dass künftig bei gleichbleibender beruflicher und sonstiger Belastung mit dem Ausbruch einer Krankheit oder dem Eintritt von Pflegebedürftigkeit gerechnet werden muss.

Auf das Beschwerdebild muss vorher im Rahmen der ambulanten ärztlichen Vorsorge am Wohnort oder anlässlich einer ambulanten Vorsorgekur in einem anerkannten Heilbad Einfluss genommen werden und alle Möglichkeiten ausgeschöpft sein.

Beachte:
Für **stationäre Vorsorgekuren** sind andere Sozialleistungsträger insbesondere die Rentenversicherungsträger **nicht** vorrangig zuständig (Primäre Leistungspflicht der Krankenkasse)

Wichtig:
Keine Anrechnung von medizinischen Rehamaßnahmen nach § 40 SGB V und Muttergenesungskuren nach § 41 SGB V. (Hier sollte eine Beratung durch die zuständige Krankenkasse in Anspruch genommen werden um die Verfahrensweise während und vor Ablauf der Vier-Jahresfrist zu regeln.)

Um eine Erkrankung zu heilen, zu bessern oder Krankheitsbeschwerden zu lindern.

Ambulante Krankenbehandlung einschließlich Rehabilitationsmaßnahmen am Wohnort haben das angestrebte Ziel nicht erreicht oder eine ambulante Rehabilitationskur hat zu keinem Erfolg geführt. (Erwerbsfähigkeit des Versicherten erheblich gefährdet.)

Vorrangige Leistungspflicht der Rentenversicherungsträger oder nach Vorschriften der anderen Sozialversicherungsträger. (Gilt nicht für Kinderheilbehandlungen – Leistungsanspruch besteht primär gegen Krankenkasse.)

Vorrangige Leistungspflicht des Rentenversicherungsträgers **gilt nicht** für folgende Personen:

- Bezieher einer Rente wegen Alters von wenigstens 2/3 der Vollrente
- Empfänger von Erwerbsunfähigkeitsrente auf Dauer
- Sonstige über 65 Jahre alte Versicherte
- Familienversicherte Kinder
- Bezieher von Altersübergangsgeld (nach § 429 SGB III)
- Ältere Empfänger von Arbeitslosengeld (§ 428 SGB III)

Einschaltung des Medizinischen Dienstes (MDK) durch die Krankenkasse

Der MDK äußert sich gegenüber der Krankenkasse, ob eine stationäre Vorsorge- oder Rehabilitationsmaßnahme angezeigt erscheint oder aber eventuell Reha-Maßnahmen anstelle Krankenhausbehandlung erforderlich sind. Wenn durch den Aufenthalt in der Allgäu-Clinic ein **akuter** Krankenhausaufenthalt vermieden werden kann, ist generell die Kasse leistungspflichtig. In solchen Fällen genügt die Ausstellung einer Verordnung von Krankenhauspflege durch den behandelnden Arzt.

Kostenübernahme durch die Krankenkasse

Übernahme des vereinbarten Pflegesatzes durch die zuständige Krankenkasse – Höhe und Dauer der Zuzahlung prüfen lassen. Alte Bundesländer: DM 25,00; Neue Bundesländer: DM 20,00, je Kalendertag (Aufnahme- und Entlassungstag gelten als Zuzahlungstag). Dies gilt auch für familienversicherte Angehörige über 18 Jahre. Reisekostenübernahme erfolgt durch die jeweilige Kasse abzüglich 25,00 DM pro einfache Fahrt.

Anzeige

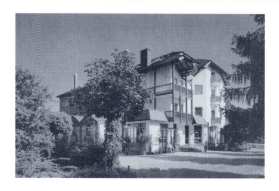

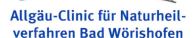
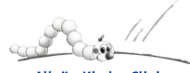

Allgäu-Clinic für Naturheilverfahren Bad Wörishofen

Entgiften – Entschlacken – Heilfasten

Ihr Ansprechpartner bei:

- Reizdarm
- chronischen Magen- und Darmerkrankungen
- Asthma bronchiale
- Migräne/Kopfschmerz
- Übergewicht und Folgekrankheiten

Auf der Basis klassischer Naturheilverfahren bietet Ihnen die Allgäu-Clinic umfangreiche Heilmethoden:

- Heilfasten nach Dr. F.X. Mayr
- Kneipptherapie

Nähere Infos unter:
Allgäu-Clinic
Hahnenfeldstr. 24
86825 Bad Wörishofen
Tel. 0 82 47/3 93-0, Fax 0 82 47/3 93-1 99
info@allgaeu-clinic.de
http://www.allgaeu-clinic.de
Privat und alle Kassen!

Allgäu-Kinder-Clinic für Naturheilverfahren

Behandlungsbereiche:

- Neurodermitis, Atopisches Ekzem
- Asthma bronchiale
- Nahrungsmittelallergie
- chronische Infektanfälligkeit
- kindliche Migräne/Kopfschmerz

Die Behandlung erfolgt über wissenschaftlich fundierte Naturheilverfahren; die Familie als Ganzes steht im Mittelpunkt.
Dass dabei Freude und Spiel nicht zu kurz kommen, beweist die kindgerechte Gestaltung unserer Klinik!

Fordern Sie unseren Prospekt an!

Infos unter:
Allgäu-Kinder-Clinic
Gärtnerweg 27
86825 Bad Wörishofen
Tel. 0 82 47/3 93-0, Fax 0 82 47/3 93-1 99
info@allgaeu-clinic.de
http://www.allgaeu-clinic.de
Privat und alle Kassen!

Anzeige

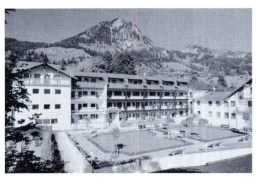

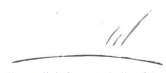

**Allgäu-Clinic für Naturheilverfahren
Hindelang**

Fachklinik für Venenleiden

Naturheilkundliches Behandlungskonzept – präventiv und postoperativ bei Venenleiden unter Anwendung der klassischen Kneipptherapien, Venendiät und Phytotherapie.

Die Venen- und Hernienchirurgie ermöglicht, nach modernster Diagnostik, endoskopische Operationen (Kurzzeit- und minimalinvasive Chirurgie). Fachärzte für Gefäßchirurgie, Phlebologie und begleitende Naturheilverfahren beraten Sie.
Übrigens: Zu einer Operation kann Sie jeder Arzt überweisen!

Nähere Infos unter:
Allgäu-Clinic
Gerberweg 6
87541 Hindelang
Tel. 0 83 24/8 98-0, Fax 0 83 24/8 98-1 99
info@allgaeu-clinic.de
http://www.allgaeu-clinic.de
Privat und alle Kassen!

Fachklinik für Migränetherapie

Entgiften – Entschlacken – Heilfasten

In der Allgäu-Clinic beruht die Migränetherapie auf einer naturheilkundlichen Basis:

- Entgiftung durch Heilfasten nach Dr. F.X. Mayr
- Entsäuerung durch Säure-Basen-Therapie
- Bewegungstherapie
- Entspannungstherapie

Neu – Neu – Neu – Neu – Neu – Neu
Migräne-Selbsthilfe-Liga
Naturheilverfahren e.V.
Fordern Sie unsere Unterlagen an!

Allgäu-Clinic
Gerberweg 6
87541 Hindelang
Tel. 0 83 24/8 98-0, Fax 0 83 24/8 98-1 99
info@allgaeu-clinic.de
http://www.allgaeu-clinic.de
Privat und alle Kassen!

Die Allgäu-Clinicen stellen sich vor

Machen Sie die Kneipp-Therapie zu Ihrem Beruf!

Wenn Sie an sich selbst erfahren haben, wie segensreich die Kneipp-Therapie wirken kann, möchten Sie dieses Verfahren möglicherweise zu Ihrem Beruf machen?

Neben der Ausbildung zum staatlich anerkannten Physiotherapeuten, zum Masseur und Medizinischen Bademeister oder zum Kneipp- und Kurbademeister, die die Sebastian-Kneipp-Berufsfachschulen in Bad Wörishofen anbieten, besteht für Interessierte mit medizinischer Vorbildung die Möglichkeit, an einem vierwöchigen Intensivkurs Hydrotherapie teilzunehmen.

Aus- und Weiterbildungskurse:

- Fernlehrgang zum Gesundheitspädagogen
- Kneipp-Gesundheitstrainer

Zum Gesundheitspädagogen kann sich ausbilden lassen, wer über eine abgeschlossene Ausbildung in sozialen, pädagogischen oder medizinischen Assistenzberufen verfügt. Der Lehrgang richtet sich auch an Angestellte von Gesundheitsämtern und Kassen. Alle weiteren Personen, die sich dafür interessieren, benötigen für ihre Zulassung den Nachweis einer abgeschlossenen Übungsleiterausbildung.

Gesundheitspädagogen werden immer gefragter. Ihre Arbeitsgebiete umfassen Jugendarbeit, Kindergärten, -hort und Schulen, Stätten der Erwachsenenbildung wie Volkshochschulen; Kurkliniken und Reha-Einrichtungen haben ebenfalls steigenden Bedarf an Gesundheitspädagogen. Auch die Zusammenarbeit eines Gesundheitspädagogen mit Freizeiteinrichtungen, Arztpraxen und Gesundheitsämtern wird in Zukunft immer häufiger nachgefragt werden. Anbieter dieser Fortbildung ist die Sebastian-Kneipp-Akademie (Adolf-Scholz-Allee 6–8, 86825 Wörishofen).

Kneipp-Gesundheitstrainer sind befähigt, Kneippanwendungen zur Selbsthilfe in Vorträgen und Kursen weiterzugeben.

Speziell für Kindergärtnerinnen ist ein Kurs gedacht unter dem Motto »Kinder von heute – Gesunde Erwachsene von morgen«. Genaueres erfahren Sie ebenfalls über die Sebastian-Kneipp-Akademie.

Bücher, die weiterhelfen

Bachmann, R. M.: PraxisService Naturheilverfahren. Klassische Methoden in Bild und Text. Mit Begleitdiskette. Hippokrates, Stuttgart 1996

Bachmann, R. M.: Die Migräne-Diät. Heyne-Verlag, München 1999

Bachmann, R. M.: Fasten und Wohlfühlen. Hädecke, Weil der Stadt 1997

Bachmann, R. M.: Gesund und schlank durch F.X. Mayr. TRIAS, Stuttgart 1999

Bachmann, R. M.: Gesund und fit durch Darmreinigung. Gräfe und Unzer, München 1999

Bachmann, R. M.: So hilft die Natur bei Venenleiden. Hädecke, Weil der Stadt 1999

Bachmann, R. M.: Natürlich gesund durch Säure-Basen-Gleichgewicht. TRIAS, Stuttgart 1998

Bachmann, R. M., Müller, W.: Das pfiffige Kochbuch zur Säure-Basen-Balance. TRIAS, Stuttgart 2000

Saller, R., Bachmann, R. M., (Hrsg.): Naturheilverfahren und Komplementärmedizin in der Praxis, 2 Bände. Demeter, Balingen